VERLAG: **edition federleicht**
Frankfurt am Main
www.edition-federleicht.de
AUTOR: **Dr. Siegfried Grosse**
GESTALTUNG: **Gerd Mohler**
FOTOS: **Dr. Siegfried Grosse**

1. Auflage 2017

ISBN 978-3-946112-23-5

SIEGFRIED GROSSE

AUCH TRÄUME WANDERN

BEGEGNUNGEN

edition federleicht

VORWORT

Sortieren, wenn alles verwirrt ist, und verwirren, wenn alles erstarrt ist. Siegfried Grosse hat eine Meisterschaft darin entwickelt, alles zur rechten Zeit anzubieten. In großer Kenntnis der menschlichen Seele fügt er Worte, Gedanken, Gefühle, Bilder und Erlebnisse ganz vorsichtig zusammen. Manchmal führt er auch weiter über den Horizont. Wie ein weiser Fremdenführer der menschlichen Seele spricht er behutsam auch das an, was hinter dem Abschied, dem Tod und der Trauer auf uns warten kann. So wird Leben wieder in hoffnungsvolle Bahnen gebracht. Ein neuer Weg kann sich auftun – anders, unerwartet, aber mit Zukunft.

Wo alles erstarrt ist in kalten, lähmenden und verlogenen Spielen; wo man trotzdem Teil des Puzzles ist, obwohl es wehtut – dort drückt der Autor das Erstarrte mutig aus, benennt die Logik der Abhängigkeit und öffnet damit unerwartete Türen. Türen, die zur Entscheidung, zum Abschied oder zur Versöhnung fähig machen, wo vorher nur Unterwerfung war. Bilder und Möglichkeiten, aber keine Rezepte. Man muss nicht gehen, aber man kann.

Ein Buch, das zum neuen Leben herausfordert. Zu einem Leben, das in jedem Alter neu beginnen kann, egal wie viel schon geschehen ist. Das fasziniert mich, dass Siegfried Grosse Unerwartetes in der Tiefe miteinander verknüpft, damit die gesunde Kontinuität des Lebens in neuer Liebe erlebt wird; dass er aber auch ungut Verbundenes aus seiner Zwanghaftigkeit und Gewohnheit löst, damit neue Leichtigkeit den Weg zu bisher verborgenen Horizonten begleitet. Was kommt hinter der Treppe?

Seine Kompetenz als erfahrener Psychotherapeut spiegelt sich in seinem Werk. Es ist heilsam, sich seinen Gedanken anzuvertrauen, denn hinter jedem Gedicht steckt eine Geschichte. Mehr noch, ein Leben, ein Gesicht, das einmalig von Gott geschaffen wurde und den Glanz der Ebenbildlichkeit Gottes widerspiegelt, wenn auch manchmal verzerrt oder verdunkelt – aber ein Bild des Schöpfers.

Der Leser und die Leserin könnten sich wiederfinden, angesprochen oder sogar ertappt fühlen. An manchem Gedicht wird man scheinbar unberührt vorübergehen, weil es – noch nicht oder nicht mehr – in das eigene Leben passt. Aber auch Fremdes hat seinen Reiz und seinen Stachel. Dann wäre der größte Wunsch des Autors Wirklichkeit geworden, nämlich, dass die Worte weiterwirken und die Gedichte weitergeschrieben, besser noch weitergelebt werden im Eigenen.

Die Bilder sind niemals zufällig, manchmal archetypische Motive, oft dialogisch im Doppelpack, weil jedes Wachstum mehrere Dimensionen hat: das Zurücklassen, das Wagnis und die unbekannte mit Gottvertrauen gelebte Zukunft. Sogar hinter dem Horizont, der versteckt hinter Wolken, Meer oder Bäumen verheißungsvoll erscheint, wartet manchmal der ‚Morgenglanz der Ewigkeit'.

Den Lesern und Leserinnen wünsche ich ein Buch, das zu sprechen beginnt.

HARTMUT VÖLKNER, Pfarrer

Langgöns im Herbst 2017

VORAB

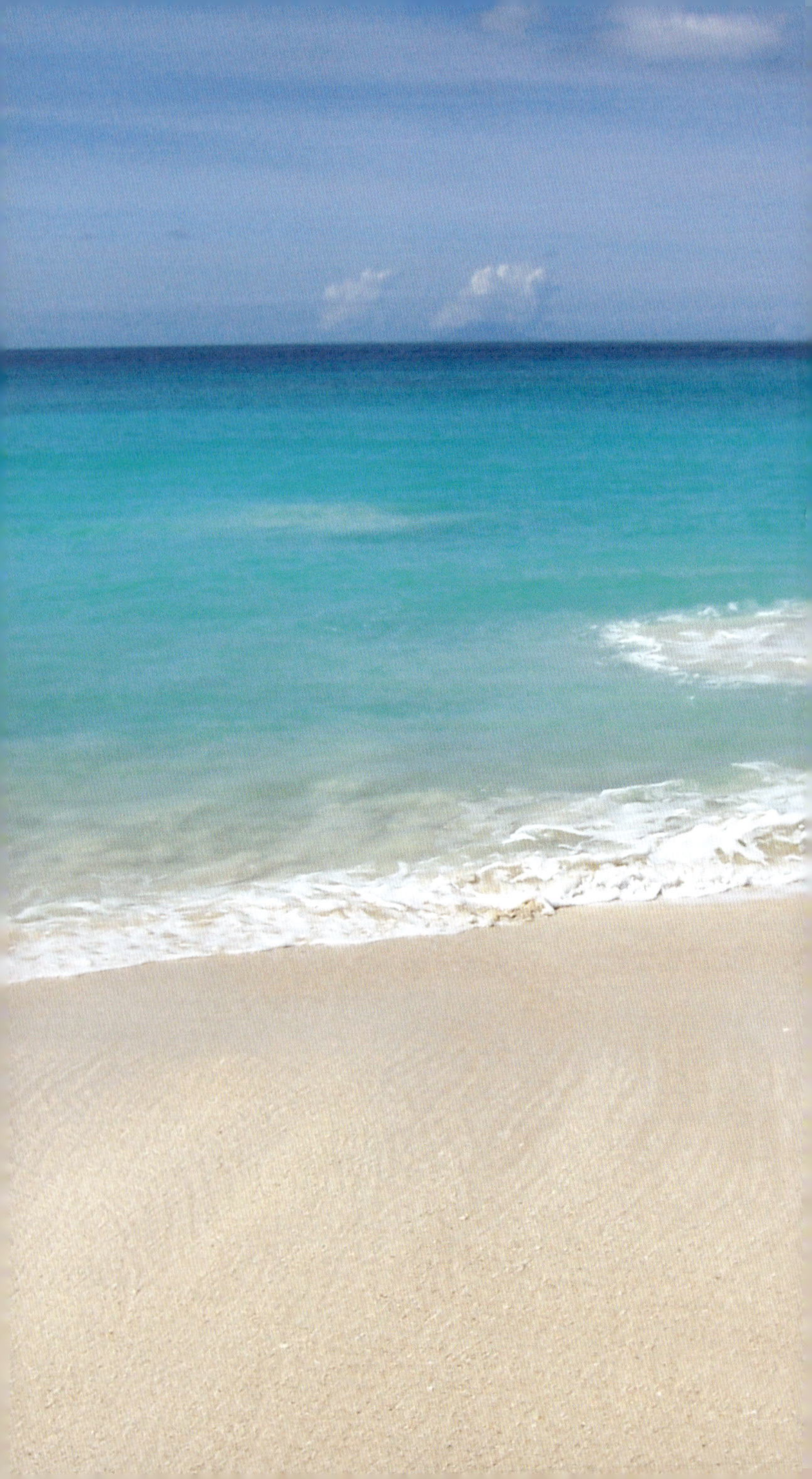

KREISLAUF

Nichts liegt ewig in der Luft.
Nichts liegt ewig auf dem Wasser.
Nichts liegt ewig auf der Erde.
Nichts liegt ewig im Feuer.
Alles verwandelt sich zurück.
Alles vereint sich mit
ewigen, unsterblichen Elementen.
Alles kehrt zum Ursprung zurück.
Nichts bleibt Nichts.

SEHNSUCHTSLAND

Ich sehne mich nach dem Land
voller ewigem Frieden,
ehrlicher Liebe,
uneingeschränkter Zufriedenheit
und endlosem Glück.
Dort möchte ich leben.
Dort möchte ich wohnen.
Dort möchte ich Freund und Nachbar sein.
Dort, in dem Land „Glücksvoll".

Ich möchte Bürger sein.
Ein Glücksvoller.
Ein rundum menschlicher Mensch,
der mit sich und anderen in voller Harmonie lebt.
Ohne Gier, ohne Neid, ohne Falschheit.
Ein Glücksvoller.
Ein von Anfang bis Ende zuverlässiger Mensch,
auf den sich alle anderen verlassen können,
wie er sich auf sie verlassen kann.
Ein Glücksvoller.
Ein demütiger und dankbarer Mensch,
der weiß, dass all seine Freude, Gelassenheit und Erfolge
Geschenke einer ihm wohl gesonnenen Macht sind,
die ihn stets mit Liebe und Gnade begleiten.

Ein Glücksvoller.
Ein bescheidener, seine Privilegien maßvoll nutzender Mensch,
der in allem, was er tut, die berechtigten Belange der anderen
berücksichtigt und fair denkt und empathisch handelt.
Ein Glücksvoller.
Ein stets fröhlicher, optimistischer Mensch,
der sich im Vertrauen auf sein Lebensumfeld aufgehoben fühlt
und weiß, dass sein Beitrag zur Glückswelt einzig darin besteht,
ein Glücksvoller zu sein,
der die Regeln des Miteinanders respektiert
und nichts herbeizwingen
und für sich einfordern will.
Ein Glücksvoller.
Ein Mensch, der sich immer und überall an dem erfreut,
was ihm Moment für Moment
zur Verfügung gestellt und geschenkt wird,
um sein Leben als dankbarer,
demütiger, achtsamer Mensch genießen zu können.
Voller Glück.
Voller Freude.
Voller Mitgefühl.
Voller Vertrauen.
Voller Zuversicht.
Voller Harmonie.
Voller Menschlichkeit.
Voller Göttlichkeit.
Glücksvollerland.

BLINDHEIT

Solange die Menschen
ständig mit allem unzufrieden sind,
sich nicht mit sich und dem Leben versöhnen
und nicht wertschätzen können,
was sie haben,
sind sie außer Sichtweite des Paradieses.

SEIFENBLASEN

Seifenblasen
kennen keine Langeweile.

Sie genießen den winzigen Hauch der Ewigkeit,
der Leben heißt.
Sie tanzen und schweben vergnügt im Raum,
der Freiheit heißt
und schillern stolz in allen Farben
des Universums.

Seifenblasen
leben jetzt.

BLINDFLUG

Die größte Eintagsfliege
ist der Mensch.
Und gleichzeitig die dümmste.
Denn er weiß seinen Tag
nicht zu schätzen.
Er wartet immer auf den nächsten
und hat Angst,
der heutige könnte der letzte sein.
Abflug.

BLEIB MENSCH, MENSCH

Steh mit beiden Füßen auf der Erde.
Bewahre Bodenhaftung.
Sei geerdet.
Schaffe Kontakt mit den Händen.
Halte fest.
Umarme.
Lasse los.
Klopfe auf Schultern.
Sei bewegt.
Sei Freund und Berater.
Kommentiere.
Gib Fingerzeige.
Zeige Richtungen auf.
Sei animierend.
Nutze deinen Kopf zum Denken, aber auch zum Lieben.
Höre zu.
Lobe.
Tröste.
Zeige Interesse.
Frage an.
Gib Antworten.
Sei ehrlich und offen.

Sei Mensch.
Das wahre Herz wohnt überall.
Es schlägt und schlägt und schlägt
und wartet nur darauf, wach geküsst zu werden.

RETTUNGSAUFGABE

Jeder Mensch kommt auf die Welt
und trägt alles in sich.
Das Gute und das Böse.
Irgendwann geht bei einigen Menschen
das Gute auf Tauchstation,
und das Böse schwimmt oben.
Man kann dem Bösen aber eine Bleiweste anlegen.

HEIMAT

Schillerndes Kaleidoskop in meinem Kopf.
Farben, Geräusche, Gerüche, Gefühle, Erlebnisse, Bilder,
Menschen, Tiere, Pflanzen.
Handfestes.
Liebe.

ATMOSPHÄRISCH

Eintauchen
in die Tradition
ist
wie Schwimmen
in der Fruchtblase.
Wohlig.
Geborgen.
Beschützt.
Vertraut.

HAUSAUFGABE

Tag für Tag
besteht unsere lebenslange Aufgabe
darin,
Sekunde um Sekunde
mit Leben zu füllen.
Wohl wissend,
dass sich keine Sekunde wiederholen wird.
Was getan ist,
ist getan worden.
Es gibt aber kein Nichtstun,
sondern nur ein Tun,
denn wir tun jede Sekunde etwas.
Manchmal etwas Sichtbares,
manchmal etwas Unsichtbares.
Auch Denken ist Handeln.
Wohl dem,
der mit seinem Tun zufrieden ist.
Wohl dem,
der stets sagen kann,
dass er mit dem,
was er tut, im Einklang ist.
Wohl dem,
der am Ende seines Lebens sagen kann:
Ich habe viele Sekunden wirklich gelebt!

LEERE WORTE

Was nutzen Worte auf Papier
oder einfach nur dahergesagt,
wenn sie sich nicht
im Protokoll des wahren Lebens
wiederfinden?

IM AUGENBLICK

Halte inne.
Schau dich um.
Lass die Welt auf dich wirken.
Betrachte das Leben mit seinen Höhen und Tiefen.
Entdecke den unsichtbaren Hügel, auf dem du stehst.
Halte inne.
Nichts ist selbstverständlich.
Alles ist im Fluss.
Alles ist „Peng".
Alles kann rasch anders sein.
Erkenne das Leben mit seinen Höhen und Tiefen.
Wertschätze deinen Moment.
Sei dankbar.
Sei demütig.
Sei Realist.

LEBENSLAUF

„Moment mal“,
sagt der Moment.
„Jetzt bin ich dran.“
Fertig. Aus.

„Moment mal“,
sagt der Moment.
„Jetzt bin ich dran.“
Fertig. Aus.

„Moment mal“,
sagt der Moment.
„Jetzt bin ich dran.“
Fertig. Aus.

Das Leben ist ein Staffelrennen.
Ein Moment übergibt dem nächsten
das Staffelholz.

„Moment mal,“
sagt der Tod.
„Jetzt bin ich dran.“
Fertig. Aus.

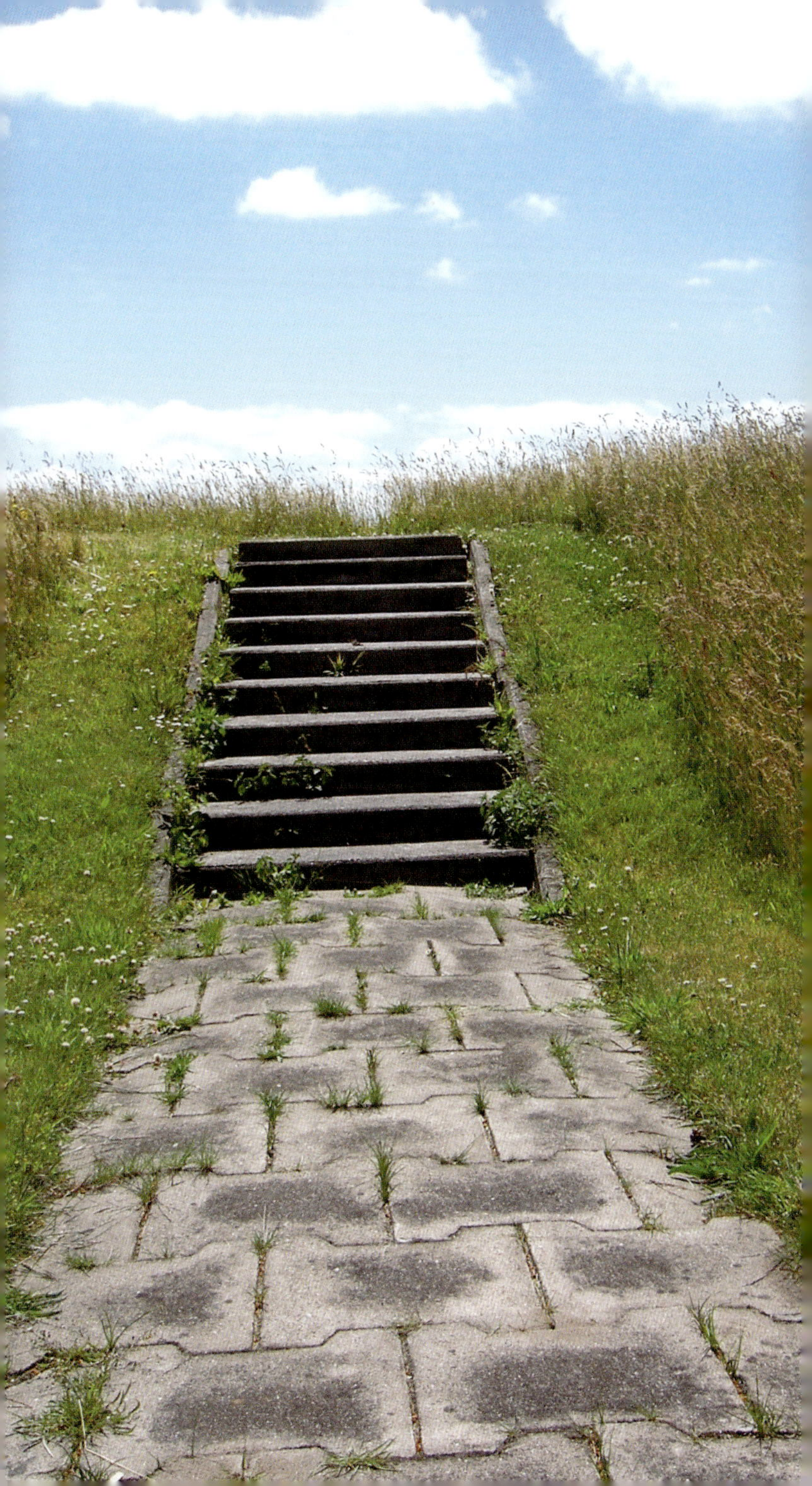

AM MORGEN

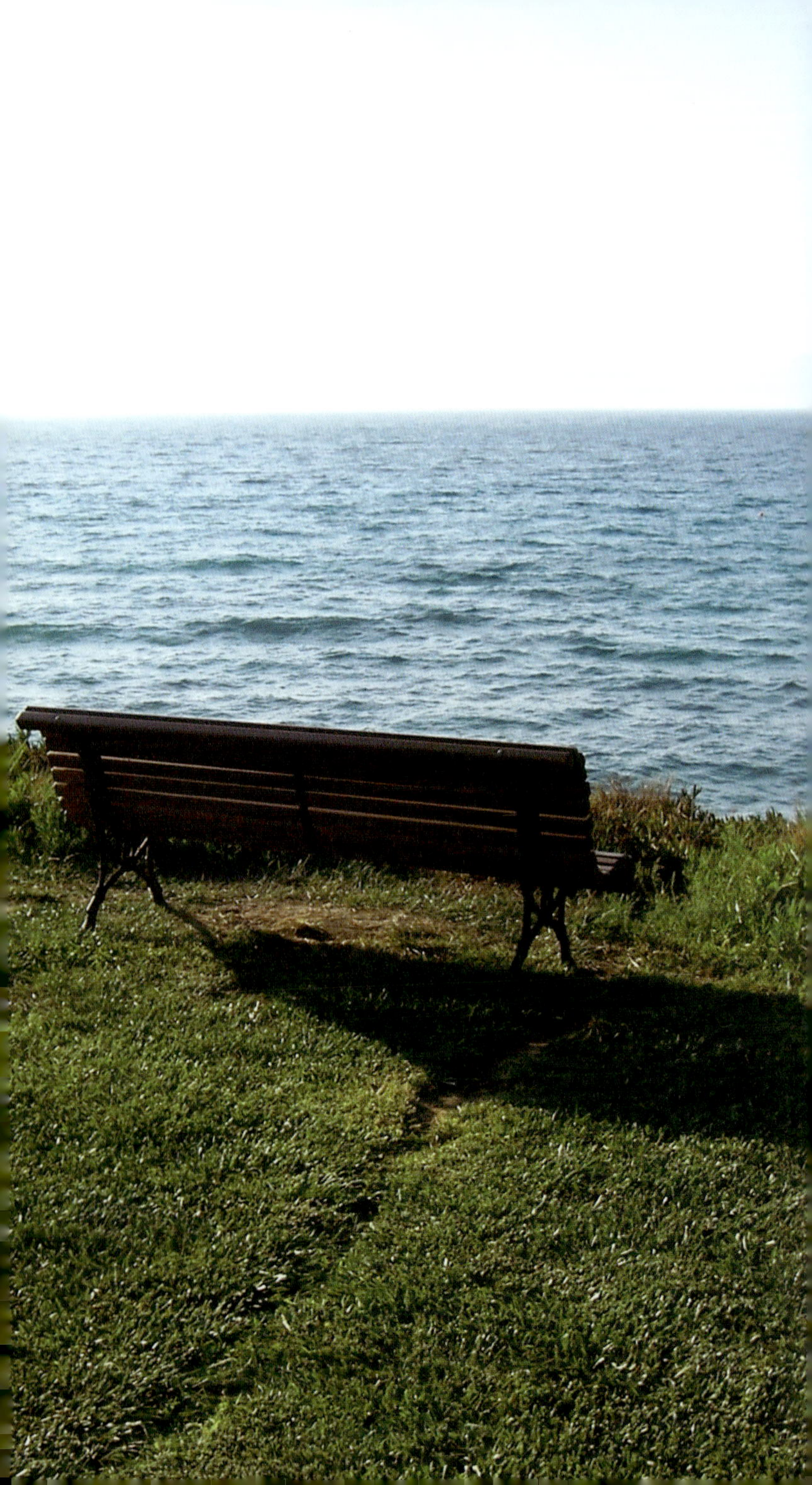

ALLES IM FLUSS

Gestern, heute, morgen.
Vorgestern, gestern, heute, morgen.
Vorvorgestern, vorgestern, gestern, heute, morgen.
Morgen rutscht das HEUTE nach hinten.
Die Zeit kennt nur den Vorwärtsgang.

AUFTRAG

Vielleicht
kommen wir
unfertig,
unvollkommen
und von anderen abhängig
auf die Welt,
weil
Gott wollte,
dass sich
eine intensive Beziehung
zwischen dem Kind
und seinen Eltern
aufbauen kann.

Die Idee
war sicher gut gemeint,
denn das Neugeborene
bringt
für die gemeinsame Arbeit
immer alles mit.

NEUSCHÖPFUNGEN

No. No. No.
Ei gebraucht.
Ei gesucht.
Ei gefunden.
Ei gekauft.
Ei. Ei. Ei.
Frau gebraucht.
Frau gesucht.
Frau gefunden.
Frau gekauft.
Leih. Leih. Leih.
Kind gebraucht.
Kind gesucht.
Kind gefunden.
Kind gekauft.
Oh. Oh. Oh.

Liebe Nadine, lieber Martin, lieber Max,

seit Ostersamstag, den 11.04.2009, 22:46 Uhr seid Ihr eine kleine Familie.

Darüber freuen wir uns ganz herzlich mit Euch und wünschen Euch für die vor Euch liegenden gemeinsamen Jahre, dass Ihr viele Anlässe habt, miteinander zu lachen, miteinander Freude zu erleben, miteinander Pläne zu schmieden, miteinander Erfolge zu erringen, miteinander und füreinander den Alltag zu meistern und füreinander da zu sein – in guten und in schlechten Zeiten. Das ist aktiv gelebtes Familienleben, das Spaß macht und allen gerecht wird.

In der kleinen Ansprache anlässlich der Hochzeit haben wir als Eltern einen wichtigen Satz formuliert:

Zu einer glücklichen Ehe gehören Eltern,
Schwiegereltern, Großeltern, Geschwister,
Anverwandte und echte Freunde.

Nun seid Ihr zu dritt, und deshalb wiederholen wir voller Überzeugung und mit Nachdruck:

Zu einer glücklichen Ehe gehören Eltern,
Schwiegereltern, Großeltern, Geschwister,
Anverwandte und echte Freunde.

Wir wollen eine Familie sein, in der wir uns aufeinander verlassen und vertrauen können.

Und wir wollen in unserer Rolle als Eltern und Großeltern mit Euch ein starkes Team bilden.

Wir freuen uns riesig, dass Ihr nun Zuhause angekommen seid. In Eurem neu hergerichteten Zuhause, in dem Ihr eine tolle Atmosphäre geschaffen habt: Ein Zuhause in dem Ihr Euch alle wohlfühlen und das neue Miteinander gestalten könnt.

Wir sind mächtig stolz auf Euch, wie wunderbar Ihr Hand in Hand und harmonisch von Beginn an die Aufgabe gemeistert habt. Nadine und Martin im Außenbereich. Und Max, ganz auf sich alleine gestellt, in seiner geborgenen Höhle in Mutters Schoß. Manchmal war es für Euch sicher ganz schön anstrengend und neben der Vorfreude auf Eure gemeinsame Zeit mit Hoffen und Bangen und natürlich mit Arbeit verbunden. Wir haben das aus der Ferne mit viel Gefühl mitverfolgt und können Euch voller Anerkennung sagen, dass Ihr alle einen wunderbaren Job gemacht und verlässlich Euren Beitrag geleistet habt, damit wir heute entspannt und dankbar mit Euch feiern können.

Max hat sich als kleiner Stressmanager ausgezeichnet, der tapfer und bewundernswert die vielen, unerwarteten Strapazen überstanden hat, die ihm bei der Ankunft auf dieser Welt zunächst im Wege standen. Es waren anstrengende Stunden: vom Anklopfen an die Weltentür bis zu ihrer Öffnung.

Und auch Ihr beiden, Nadine und Martin, verdient unsere volle Anerkennung. In schwieriger Notlage habt Ihr Euch als das eingespielte Team erwiesen, als das Ihr, seit Eurem Versprechen immer füreinander da zu sein, angetreten seid. So sieht gelebte, harmonische Partnerschaft aus. Prima!

Macht so weiter! Ihr habt die Feuertaufe für Euer familiäres Miteinander bestanden und bewiesen, dass gegenseitiges Vertrauen eine unverzichtbare Basis für ein positives Miteinander darstellt.

Vielen Dank an Euch.

FAMILIE

MutterKindVater.
mutterkindvater.
mutterKINDvater
KindMutter-Vater.
Mutter-VaterKind.
KINDMutter- Vater.
Mutter- VaterKIND.
KINDMUTTER – Vater.
Mutter- VATERKIND.
MUTTERkind – vater
mutter – kindVATER
Mutter-Kind-Vater.
Frau – Kind – Frau.
Mann – Kind – Mann.
Mutter.
Kind.
Vater?
Kind.
Mutter?
Kind.
Vater.

KIND?

ELTERN HEUTE

Mann	Frau
Vaterschaft	Mutterschaft
Vater schafft	Mutter schafft
Vater geschafft	Mutter geschafft

BEZIEHUNGSMUSTER

Zwei Buben namens Tom
begegnen auf einem Spielplatz
zwei Vätern namens Andreas.
„Mein Papa heißt Andreas", sagt der eine Tom.
„Mein Andreas heißt Andreas", sagt der andere.
„Mein Sohn heißt Tom", sagt der eine Vater.
„Mein Tom heißt Tom", sagt der andere.
Ein Vater und ein Sohn
begegneten einem Mann und einem Kind,
die sich irgendwie kannten.

SCHRITTFOLGEN

Nach
der Geburt
ebnen
beim
Kontakt zur Welt
immer
vor dem
ersten Augenblick
der erste Ohrenhör,
der erste Nasenriech,
der erste Händegreif
und der erste Körperdrück
den
Aufbau von Vertrauen.

FEIERTAG

Geburtstag ist auch immer Muttertag.
Ganz natürlich Muttertag.
Und auch Vatertag.
Ganz natürlich auch Vatertag.
In liebender Gemeinschaft
dürfen sich also immer drei Menschen
freuen und danken.

TEAMGEIST

Lass uns Leben spüren.
Gemeinsames Leben. Miteinander neugierig sein.
Lass uns Liebe spüren.
Gemeinsame Liebe. Miteinander Gefühle teilen.
Lass uns Geborgenheit spüren.
Gemeinsame Geborgenheit. Miteinander Nestwärme haben.
Lass uns Sicherheit spüren.
Gemeinsame Sicherheit. Miteinander Halt schaffen.
Lass uns Vertrauen spüren.
Gemeinsames Vertrauen. Miteinander Kontakt aufnehmen.
Lass uns Optimismus spüren.
Gemeinsamen Optimismus. Miteinander Glauben stärken.

Von Beginn an. Von klein auf.
Leben. Liebe. Geborgenheit.
Sicherheit. Vertrauen. Optimismus.

Lass uns gemeinsam erden.

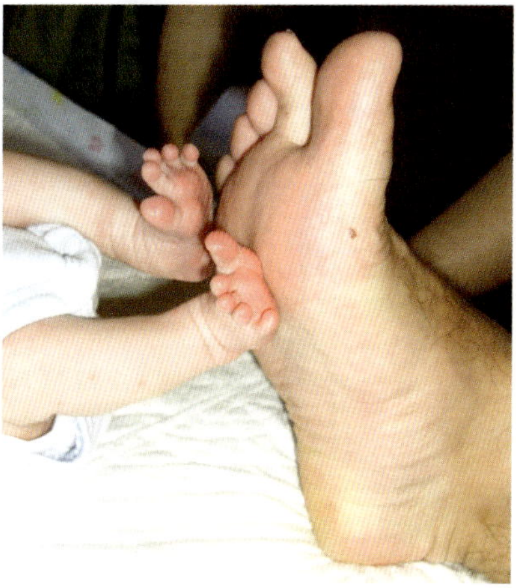

GEBURTSTAGSGRUSS

Lieber Max,

nun hast Du erstmals eine Runde gedreht: Du bist ein Jahr alt geworden, hast die vier wundervollen Jahreszeiten erlebt, zwölf Kalendermonate und die zwölf Sternzeichen und zweiundfünfzig Wochen mit all ihren Arbeitstagen und den Wochenenden. Mithin dreihundertfünfundsechzig Tage pures Leben voller Abwechslung, Neugierde auf die Welt und auf Dich selbst und Deine persönlichen Entwicklungsmöglichkeiten. Und wir, Deine Großeltern, hatten auch eine wunderbare Zeit mit Dir, in der wir uns freuen und dankbar sein durften, dass es Dich gibt.

Mach weiter so, dann kommst Du bald ins Laufen und wir ins Schwitzen, weil Du uns auf Trab hältst. Und Du wirst mitreden können und uns mit Deinen Fragen und Kommentaren überraschen. Dann wollen wir Dir keine Antwort schuldig bleiben.

Ganz liebe Grüße von Oma und Opa

BRUDERLIEBE

Ich heiße Ben und bin fünf Jahre alt. Das, was ich jetzt zu Protokoll gebe, ist ein Erlebnis, das mein kleiner Bruder Tom mir berichtet hat. Er ist zwei Jahre alt. Weil er für seine Gedanken, die ihm bei seinem Erlebnis durch den Kopf gingen, noch keine Worte finden kann, hat er mich gebeten, sie in die Sprache der Erwachsenen zu übersetzen. Ich kann mich gut in alles hineinversetzen, weil ich das, genau wie er, erlebt habe, als ich zwei Jahre alt gewesen bin.

So hat mir Tom alles erzählt.

„Ich spüre, wie die Mama fest an meiner Hand zieht.
Mama nimmt mich mit zum Einkaufen.
Wir kommen an einer Wiese vorbei.
Dort stehen Kühe. Ganz viele. In ganz vielen Farben.
Eine Kuh ist klein. Die anderen sind alle groß.
Die kleine Kuh hat den Kopf im Gras.
Jetzt hebt sie den Kopf und hat Gras im Maul.
Das hängt neben auch raus.
Sie steht da und schaut nach vorne.
Und kaut. Hin und her.
Und auf einmal ist kein Gras mehr zu sehen.
Alles ist im Kopf verschwunden.
Jetzt steht sie ruhig da.
Warum kriegt die kleine Kuh kein Fläschchen?
Warum kann die Kuh essen und hat überhaupt keine Hände?
Warum isst die Kuh das Gras?
Mama hat geschimpft,
als ich mal Gras in den Mund genommen habe.

„Das ist ‚Bäh', hat sie getadelt
und das Gras sofort wieder aus meinem Mund geholt.
Warum schimpft die Mama von der Kuh nicht?
Warum darf die kleine Kuh das Bäh-Gras essen?
Ich muss mir genau anschauen,
wie das jetzt weitergeht.

Ich sehe, dass die kleine Kuh immer mit dem Schwanz wedelt.
Hin und her. Immer und immer wieder.
Ich weiß nicht, warum sie das macht.
Und dann plötzlich hört sie wieder damit auf.
Und sie wirft den Kopf auf die Seite.
Und dann wieder auf die andere.
Hin und her. Immer und immer wieder.
Und dabei macht sie so große Augen.
Ganz weit. Ganz aufgerissen.
Wenn ich hin- und herzappele, schimpft die Mama:
„Bleib ruhig sitzen!"
Und wenn ich die Augen verdrehe,
dann sagt sie gleich: „Guck nicht so komisch!"
Warum darf die kleine Kuh Gras essen und
dabei auch noch mit dem Schwanz wedeln?
Und dann auch noch die Augen so groß machen.
Das ist doch unruhig und frech, oder?
Aber keiner schimpft die kleine Kuh.
Die Mama nicht, aber auch nicht die anderen Kühe.
Keiner stört sich an der kleinen Kuh.
Keinen kümmert es.
Ist das denen egal?

Ich muss mir genau anschauen,
wie das jetzt weitergeht.

Und plötzlich hebt die kleine Kuh den Kopf
und brüllt ganz laut: „Muh". Ganz lang: „Muh".
Dann ist sie wieder ruhig.
Und dann hebt sie den Schwanz und streckt ihn ganz weit weg.
Komisch. Was soll das denn werden?
Und dann macht sie ganz viel Pippi. Das spritzt auf die Wiese.
Und dann macht sie Kacka. Einfach auf die Wiese.
Sie hat gar keine Windel an.
Warum hat die denn keine Windel?
Warum habe ich eine Windel?
Und warum kommt die Mama von der Kuh nicht?
Die kleine Kuh ist hinten an den Beinen doch ganz voller Kacka.
Warum macht die Mama ihr kleines Kind nicht sauber?
Mit Waschlappen, Creme und Puder.
Ich muss mir genau anschauen,
wie das jetzt weitergeht.

Und dann steckt die kleine Kuh den Kopf wieder in das Gras.
Ich höre Geräusche. Die ist laut, wenn sie isst.
Das knirscht, wenn sie kaut.
Warum darf die so laut sein?
Mama schimpft immer, wenn ich esse und laut bin.
„Hör auf zu schmatzen!", sagt sie dann.
Ich sehe eine andere Kuh.
Eine große Kuh.

Die isst auch genauso laut.
Und die andere Kuh daneben auch.
Ich kriege einen Schreck.
Die eine Kuh brüllt plötzlich ganz laut: „Muh!"
Ich weiß nicht, warum die so laut brüllt.
Hat die Auaweh?
Wenn ich so laut brülle, habe ich mir immer wehgetan.
Aber bei der Kuh sehe ich überhaupt kein Auaweh.
Ich muss mir genau anschauen,
wie das jetzt weitergeht.

Die kleine Kuh ist noch immer am Popo schmutzig.
Und die Mama kommt einfach nicht.
Hat die vielleicht gar keine Mama?
Oder ist die Mama arbeiten?
Ich sehe auch keinen Papa.
Und keine Oma. Und keinen Opa.
Warum ist die kleine Kuh so alleine?
Ich habe immer Angst, wenn ich alleine bin.
Bestimmt hat die kleine Kuh auch Angst.
Ich guck mal zu, ob die zittert und weint.
Ich sehe noch nichts.
Vielleicht hat die kein Auaweh.
Vielleicht hat die nach der Mama gerufen.
Und wartet jetzt auf die Mama.
Komisch. Alles komisch.
Ich muss mir genau anschauen,
wie das jetzt weitergeht.

Alles und alles muss ich mir genau anschauen.
Ich starre auf die kleine Kuh.
Ich sehe nur noch die kleine Kuh.
Alle anderen sind mir egal.
Warum kommt denn niemand zur kleinen Kuh?
Die darf man doch nicht so alleine lassen.
Die braucht doch bestimmt Hilfe.
Die ist doch noch so klein.
Meine Mama sagt immer: „Lass das, das mache ich.
Dafür bist du noch zu klein! Das kannst du nicht!"
Ich muss hier bleiben und aufpassen.
Ich muss mir genau anschauen,
wie das jetzt weitergeht.

Mama zieht an meiner Hand.
„Komm jetzt, wir müssen. Das reicht jetzt.
Die Kühe sind auch morgen noch da."

Ich will aber noch nicht weg.
Das muss ich mir lange anschauen.
Die arme, kleine Kuh.
Ich will erst noch die Mama von der kleinen Kuh sehen.
Ich will sehen, was die macht.
Ich bleib stehen.
Und sage: „Noch hierbleiben!"
Mama will aber nicht.
„Das war jetzt lange genug. Du hast doch alles gesehen.
Komm jetzt, wir haben keine Zeit!"
Mama ist ungeduldig und sauer.
Ich auch.
Die arme, kleine Kuh.

Es ist nicht schön, wenn man immer und immer und immer
mittendrin weg muss.
Ich bin noch nicht fertig.
Ich muss das alles mit der Kuh erst noch kapieren.
Da waren so viele komische Sachen dabei.
Die kenne ich noch nicht. Die verstehe ich noch nicht.
Alles ist ganz anders als bei mir.
Ich muss mir genau anschauen,
wie das jetzt weitergeht.

Aber dann zieht die Mama mich weiter.
Und schimpft: „Immer das gleiche mit dir.
Am besten, wir gehen nächstens einen anderen Weg!
Diese blöden Kühe!"

Mama ist auch komisch.
Die sagt das manchmal auch im Auto. „Du blöde Kuh!"
Ich weiß nicht, warum.
Ich sehe im Auto keine Kuh.
Und die Kuh ist doch nicht blöd.
Die ist doch lieb.
Aber das muss ich mir noch genau anschauen.
Das will ich auch verstehen.
Warum Mama im Auto „Du blöde Kuh" sagt,
und es ist gar keine Kuh da.

Das war die Geschichte, die mir mein kleiner Bruder anvertraut hat.
Als er fertig erzählt hat,
habe ich ihn getröstet.
„Das ist bei mir auch so", habe ich gesagt.

„Wenn Mama mich vom Kindergarten abholt,
dann muss ich mich immer beeilen.
„Los jetzt, mach schon", drängelt sie dann immer.
Aber wenn wir dann am Auto stehen
und eine andere Mama kommt vorbei,
dann reden die und reden und reden.
Und wenn ich dann sage:
„Mama, wir wollen doch fahren",
dann guckt sie mich manchmal sauer an und sagt:
„Ruhe, jetzt muss ich erst noch mit der Mama von der Lena
was Wichtiges besprechen.
Es ist gut jetzt!"
Dann denke ich auch manchmal: Blöde Kuh!
Ich sage es aber nicht.
Blöde Kuh ist so ein Schimpfwort.
Tom hat das jetzt auch verstanden.
Das mit der Kuh.

Und dass die Erwachsenen eigentlich immer keine Zeit haben.
Auch wenn die Kinder was anderes machen wollen.
Und dass sie aber dann doch plötzlich Zeit haben,
wenn sie jemanden treffen und quatschen können.
Die Erwachsenen eben.
Und dass sie nicht unterbrochen werden wollen,
wenn sie selbst was Schönes machen.
Wenn der Papa Fußball im Fernsehen schaut.
Oder die Mama so eine doofe Serie guckt.
Oder wenn sie gerade ein Buch liest.
Oder mit einer Freundin telefoniert.

„Dann sollen wir immer ruhig sein und warten,
bis sie endlich fertig sind",
habe ich Tom erklärt.

Und dann habe ich ihm einige Tricks verraten,
wie ich es immer schaffe,
dass die Mama und der Papa sich doch um mich kümmern.
Auch wenn sie angeblich keine Zeit für mich haben.
„So kriegst du sofort Aufmerksamkeit.
So stehst du gleich im Mittelpunkt!",
habe ich ihm versichert.
Natürlich aufgrund eigener Erfahrungen.
Die Tricks fand der Tom cool.
Die will er gleich selbst mal ausprobieren,
wenn er mit der Mama wieder bei der Kuh vorbeikommt.
Und er hat gesagt,
dass er der kleinen Kuh auch die Tricks verraten will,
wenn die Mama der kleinen Kuh wieder nicht hilft,
wenn sie brüllt.

MAI IM JAHRE 2037

Morgen ist Muttertag.
Für mich Müttertag.
Vier Mütter.
Vier Liebesbeziehungen.
Vier Geschenke.
Für meine biologische Mutter, von der ich die Gene habe.
Sie hatte immer Angst vor dem Gebären.
Für meine Leihmutter, in deren Schoß ich reifte.
Sie hatte immer Angst vor dem Verhungern.
Für meine Stiefmutter, die von Beginn an mein Leben geprägt hat.
Sie hatte immer Angst vor dem Versagen.
Für Maria, die Mutter Gottes, die ich anbete und verehre.
Sie hatte immer Angst vor dem Enttäuschen.

Müttertag.
Viermal Dankbarkeit für ihre Dienste.
Viermal Verständnis für ihre Ängste.

Manchmal quält mich der Gedanke,
dass weniger Mütter für mich mehr gewesen wären.
Aber welche Mutter hätte ich entbehren können?
Ich habe immer Angst vor dem Nachdenken.

Lieber Max,

heute hast Du Geburtstag und wirst SECHS Jahre alt.

Wir erinnern uns noch genau an den Tag Deiner Geburt, als wir Dich erstmals sehen und berühren durften. Es waren wundervolle und unvergessliche Augenblicke. Seit diesem Moment haben wir viele schöne Erlebnisse miteinander gehabt. Und ein ganz wichtiges Geschenk für unsere Beziehung erhalten: unsere wechselseitige Liebe und Zuneigung. Es gibt nichts Wichtigeres.

Heute merken wir natürlich ganz deutlich, dass die letzten Jahre wie im Fluge vergangen sind.

Und bald schon stehst Du mit sechs Jahren vor einem ganz neuen Lebensabschnitt:

Du wirst eingeschult.

Bald beginnt der Ernst des Lebens, denn es werden Pflichten von Dir abverlangt, denen Du Dich nicht entziehen kannst. Dein Tagesprogramm wird fortan maßgeblich von der Schule diktiert.

Neue Herausforderungen ermöglichen aber neue Erfahrungen. Neue Aufgaben fördern das Entdecken vieler Fähigkeiten: Lesen, Schreiben, Rechnen.

Du wirst lernen, vieles selbst und unabhängig zu meistern. Du wirst die Welt aus Deiner eigenen Perspektive erleben. Das werden ganz tolle Eindrücke und Erfahrungen sein, bei denen wir Dich hoffentlich noch lange begleiten dürfen, damit Du uns zeigen kannst, was Du gelernt und entdeckt hast. Wir freuen uns darauf!!!

Für den neuen Lebensabschnitt wünschen wir Dir,

- dass Du immer den Überblick gewinnst.
- dass Du lernst, gelassen über den Dingen zu stehen.

- dass Du Deinen Weg findest, um mit Eigenverantwortung und einem gesunden Selbstbewusstsein alle notwendigen und wichtigen Ziele anzusteuern und vor allem,
- dass Du Freude und Spaß an all dem hast, was auf Dich zukommt.

Sei immer neugierig, denn nur dann kann man sich selbst und die Welt entdecken. Du wirst staunen, welch wunderbare Dinge Dir auf Deinem Weg begegnen werden.

Mach Dich also voller Wissensdurst und Zuversicht auf die neue Reise. Vertraue darauf, dass Du alles in Dir trägst, was Du brauchst, um erfolgreich und zufrieden zu sein.

Zeige Stärke und Mut, und dazu gehört, sowohl Deine Stärken und Fähigkeiten umzusetzen als auch Deine Schwächen und Grenzen zu respektieren.

Erfolgreiche Menschen sind vor allem realistische Menschen. Sie wissen, was sie können, aber auch, wo ihre Grenzen sind. Beides gehört zum Leben dazu: Man kann und weiß viel, muss aber nicht alles können und wissen!

Erfolgreiche und ausgeglichene Menschen leben mit sich und der Welt in Harmonie. Sie freuen sich bereits über kleine Erfolge und Fortschritte, denn sie sind die Grundlage für Größeres. Sie haben Geduld und Vertrauen in sich, in andere Menschen und in die Zukunft.

Lerne, Dein einzigartiges Leben in Eigenverantwortung für das Nutzen Deiner Möglichkeiten und das Erreichen Deiner Ziele zu verwirklichen und hierbei stets auf die berechtigten Belange anderer Rücksicht zu nehmen.

Lieber Max, wir wünschen Dir zu Deinem Geburtstag alles Gute und Gottes Segen auf all Deinen neuen Wegen.

DER ERNST DES LEBENS 2

Lieber Max,

heute am 13. August 2015 wirst Du eingeschult.

Das ist ein wichtiger Tag im Leben, den man nie mehr vergessen wird. Bei Dir kommt hinzu, dass Deine Oma Renate an diesem besonderen Tag ihren 65. Geburtstag feiert.

Das ist ein tolles Doppelereignis.

Wir wünschen Dir, dass die Schule Dir immer Spaß und Freude macht, und Du vor allem all das lernst, was im Unterricht vermittelt werden soll. Lernen ist immer dann besonders schön, wenn man das, was man neu entdeckt hat, möglichst schnell und gut im täglichen Leben einsetzen und umsetzen kann.

Man lernt immer für das eigene Leben.

Man lernt immer, damit man seine persönlichen Stärken konsequent entwickeln kann.

Man lernt immer, damit man seine eigene, einzigartige Persönlichkeit formen kann.

Du lernst also, damit Du der besondere, starke und unverwechselbare MAX wirst, der in Dir steckt.

Du wirst noch viel über Dich erfahren und noch viel Tolles und Unbekanntes in Dir entdecken.

Wir drücken Dir die Daumen, dass Du alle Herausforderungen und Aufgaben meisterst. Natürlich wird nicht immer alles sofort klappen, aber hier gilt der Satz, den unsere Eltern uns immer gesagt haben, als wir selbst noch Kinder waren, und wir etwas Neues zu bewältigen hatten:

ÜBUNG MACHT DEN MEISTER!

Wie auch uns wird auch Dir nicht immer alles sofort gelingen und der Erfolg nicht immer sofort in den Schoß fallen.

Man braucht Ausdauer und Geduld und einen festen Willen, das Ziel zu erreichen.

Damit Du Erfolg haben kannst, solltest Du noch einen weiteren Satz beherzigen, den wir von unseren Eltern mit auf unseren Schulweg bekommen haben:

OHNE FLEISS, KEIN PREIS!

Du musst also immer aktiv sein und etwas tun. Vor allem im Unterricht aufpassen und mitmachen, die Hausaufgaben sofort und vollständig erledigen und Dich für die Sachen interessieren, die in der Schule vermittelt werden.

Wir freuen uns schon darauf, wenn wir zusammen die Zeitung anschauen und Du uns daraus vorlesen kannst. Wir freuen uns schon darauf, wenn Du uns aus dem Urlaub eine Karte schickst, die Du selbst geschrieben hast. Wir freuen uns schon darauf, wenn wir zusammen einkaufen und Du schon mitrechnen kannst. Wir freuen uns schon darauf, wenn Du uns Dinge erzählst und zeigst, die Du im Unterricht gelernt hast.

Das wird toll.

Lieber Max, wie bei anderen Anlässen auch, möchten wir Dir ausdrücklich versichern, dass wir, Deine Oma und Dein Opa, immer für Dich da sein werden. Wenn etwas klappt, genauso wie dann, wenn etwas nicht klappt. Wenn Du Fragen hast und Unterstützung und Hilfe brauchst, genauso wie dann, wenn Du uns zeigen willst, was Du kannst und weißt. Wahrscheinlich können wir auch noch manche interessanten Dinge von Dir lernen.

Alles Gute also für Deinen neuen Lebensabschnitt. Und eines ist dabei sicher:

Wir haben immer Zeit für Dich.

GUT GEMEINT

Sie ist immer für mich da.
Tag und Nacht.
Sie ist mein Beschützer, Helfer, Ratgeber, Vordenker, Sponsor.
Sie will alles für mich im Griff haben. Alles.
Nichts überlässt sie dem Zufall.
Sie ist immer auf dem neuesten Stand.
Sie informiert mich über alles,
was meine Gesundheit und Sicherheit betrifft.
Sie weiß alles über gesundes Essen, über Krankheiten.
Sie kennt die Risiken und Gefahren.
Sie will alles Negative rechtzeitig von mir fernhalten.
Sie will mich beschützen.
Sie tut alles, damit es mir gut gehen kann.
Sie will immer nur mein Bestes.
Sie tut alles, damit ich es später gut habe.
Vor allem einen guten Beruf, in dem ich viel Geld verdiene.
Sie will, dass aus mir etwas wird.
Sie will stolz auf mich sein.

Sie macht sich Tag und Nacht Gedanken.
Oft kann sie nicht gut schlafen, weil sie viel grübelt.
Sie will nämlich nichts falsch machen.
Sie will sich später nichts vorwerfen müssen,
irgendetwas versäumt oder übersehen zu haben.
Manchmal sitzt sie tagsüber mit sorgenvoller Miene da.
Wenn ich sie frage, ob ich etwas Schlimmes gemacht habe,
beruhigt sie mich, es habe nichts mit mir zu tun.
Sie sei heute nur so müde.

Sie redet mir eigene Ideen oft aus
und mir ihre Vorstellungen ein. Das sei besser so.
Ich will sie nicht enttäuschen und gebe nach.

Sie sagt immer, dass wir ein wunderbares Team sind.
Dass sie sich auf mich verlassen kann.
Dass sie das sehr beruhigt.
Dass sie dieses Gefühl braucht.
Wenn sie von mir redet, redet sie fast immer nur von wir.
Sie will wohl, dass ich wir sind.
Ganz und gar wir.
Meine Mutter und wir.

Wir sind sechs Jahre alt und heißen Benny.
Wir kommen nächstes Jahr in die Schule.
Wir lernen dort lesen und schreiben. Endlich.
Wir freuen uns drauf.
Wir werden erfolgreich sein.
Wir sollen vorzeigbar sein.
Wir sollen Gesprächsthema sein.
Wir sollen nicht enttäuschen.
Wir wollen doch lieb sein.
Also ich.

Ich habe einen Plan,
von dem wir nichts wissen.
Wenn ich lesen und schreiben kann,
will ich einen kleinen Vertrag aufsetzen.

Einen Vertrag , damit wir endlich vernünftig
miteinander leben können.
Also ich und wir.
Also ich und du. Und wir.

Ich schreibe für meine Mutter eine Entschuldigung.
Eine, die sie ab sofort überall und immer herumzeigen kann.
Eine, in der ich alle Verantwortung ganz auf mich nehme.
Ich weiß, dass es schwer wird.
Es wird Tränen geben.
Und Vorwürfe der Undankbarkeit.
Und Bosheit.
Und Rücksichtslosigkeit.
Aber da müssen wir, also ich und sie, durch.
Den Text habe ich schon lange im Kopf:

„Es stimmt, Du hast mich gewarnt,
und ich habe nicht auf dich gehört.
Ich alleine bin an allem schuld,
was dann passiert ist.
Benny"

Am nächsten Tag werde ich zum ersten Mal
alleine zur Schule laufen.
Endlich. Ich weiß, dass ich das schaffe.
Ich kenne alle Gefahren. Inwendig und auswendig.
Ich weiß auch, dass meine Mutter das schafft, wenn sie will.
Ohne Beruhigungspillen.
Ohne ihren häufigen Vorwurf:
„Willst du mir das antun?"
Wenn ich nach der Schule nach Hause komme,
werde ich sie in den Arm nehmen und trösten:
„Wir schaffen das. Du und ich."
Und ich werde ihr sagen, dass ich sie trotzdem lieb habe.
Dass sie für immer meine liebe Mutter bleiben wird.
Und dass ich sie in vielen Sachen immer brauchen werde.
Und dass ich doch immer noch lange bei ihr bin.
Zwar nicht mehr als WIR, aber eben als ICH.

Ich bin neugierig,
was die Mutter aus ihrem neuen Leben macht.
Ohne die ständige Sorge um uns.
Also um mich.

PUZZLE

Ja, ich weiß, ich bin auch kein Ersatz.
Aber darf ich nicht mal ein schlechter sein?
Zwar nur ein kleiner, ein unbedeutender,
aber wenigstens ein anerkannter Ersatz?
Ich bin doch nicht einfach nur Luft.
Es gibt mich doch.
Nicht nur jetzt, sondern auch schon vorher.
Ich bin doch auch wer.
Ein Mensch mit Ecken und Kanten.
Ein Mensch, wie alle anderen auch.
Wenn du mich schon nicht liebst,
so respektiere mich doch wenigstens.
Schlage doch nicht alle Türen vor mir zu.
Gib mir doch einfach eine Chance.
Lass mich doch einfach zu.
In dieser Nebenrolle.
Und sei sie noch so klein für dich.
So unbedeutend. So überflüssig.
Aus deiner Sicht so übergestülpt,
ohne dass du vorher gefragt wurdest.
Natürlich war alles nicht so einfach für dich.
Du hattest dir dein Leben anders vorgestellt.
Zweifellos. Völlig nachvollziehbar.
Wie alle, die in solch einer Situation sind,
kamst du dir übergangen vor.
Als Opfer, das nun alles ausbaden soll,
was andere eingebrockt haben.

Natürlich kocht das in dir,
dass andere immer tun, was sie wollen
und du die Suppe auslöffeln sollst.
Das ist eine ganz belastende Angelegenheit.
Aber, so gesehen, bin auch ich Opfer.
Opfer der Umstände und Verwicklungen.

Ja, ich weiß, du hast eine richtige Mutter.
Deine Mutter.
Die Mutter, die dich in ihrem Leibe getragen hat.
Die Mutter, die dich geboren hat.
Die Mutter, mit der du dein bisheriges Leben geteilt hast.
Mit der du viel Gemeinsames erlebt hast.
Einzigartiges. Nichtkopierbares. Prägendes.
Sie war und ist eben deine Mutter.
Und es gibt im Leben immer nur eine.
Eine einzige Mutter.
Einzigartig. Nichtkopierbar. Unaustauschbar.

Und nun komme plötzlich ich in dein Leben,
und du sollst mit mir klar kommen.
Und ich mit dir.
Natürlich hast nicht du mich ausgesucht,
und ich verstehe, dass du die Fenster schließt
und auf Distanz gehst.
Ich verstehe, dass du nicht einfach den Hebel umlegen
und zur neuen Tagesordnung übergehen kannst.

Ich verstehe, dass sich in deinem Kopf alles dreht.
Und auch in deinem Herzen.
Ich verstehe, dass du sofort an deine Mutter denkst,
dich mit ihr solidarisierst
und sie nicht verraten willst.
Du bist schließlich ihr Kind.
Und du bleibst ihr Kind.
Ich kann mir gut vorstellen,
dass plötzlich vieles aus der Vergangenheit wieder hochkommt.
Vieles, das wehttut.
Vieles, das wichtig war und nun nicht mehr gelebt werden kann.
Ihr hattet bestimmt noch gemeinsame Pläne.
Tolle Projekte und Visionen,
über die ihr immer mal wieder mit Vorfreude phantasiert habt.
Ihr wart euch damals ja sicher,
die gemeinsame Zukunft noch vor euch zu haben.
Ich kann es mir vorstellen,
weil es auch mir so ging.
Auch ich habe natürlich immer mal wieder
über mein Leben und meine Zukunft nachgedacht.
Es ist schön zu träumen
und das wunderbare Gefühl zu haben,
dass alle Türen offen stehen.

Doch plötzlich ist alles anders.
Plötzlich gleicht alles einem Alptraum.
Von jetzt auf gleich sieht das Leben anders aus,
und man steht verwirrt, ratlos und hilflos
wie vor einem Scherbenhaufen.
Du kannst aber nichts dafür,
dass sich deine Eltern getrennt haben.
Das war deren Entscheidung.
Und das waren deren Probleme,
die ihnen auf Dauer nicht mehr lösbar erschienen.
All das haben die beiden zu verantworten.
Nicht du, auch wenn du dir heute viele Gedanken machst,
ob du irgendwie nicht doch mitschuldig bist.
Das quält. Das führt zu innerem Rückzug.
Das macht traurig. Wütend. Misstrauisch.
Endzeitstimmung mit dem Gedanken, dass alles egal ist.
Das eigene Leben. Die Welt. Die Zukunft.

Du kannst nichts dafür.
Ich aber auch nicht.
Ich habe doch nichts damit zu tun,
dass die Ehe deiner Eltern gescheitert ist
und du nun in dieser schwierigen Situation bist.
Ich kannte beide vorher nicht.
Weder deine Mutter, noch deinen Vater.
All das, was du in deiner Erinnerung trägst,
war vor unserer gegenwärtigen Zeit.

Ich muss mich deshalb nicht entschuldigen,
dass ich deinen Vater kennengelernt habe
und dass er und ich uns mögen.
Und dass wir beschlossen haben,
unser weiteres Leben gemeinsam zu führen,
weil wir den Eindruck haben,
dass wir uns vertrauen
und unser gemeinsames Projekt gelingen wird.
Und das Projekt heißt: neue Familie.
Und du sollst dazugehören.
Ich wünsche mir das von ganzem Herzen.

Natürlich ist das alles nicht so einfach.
Weder für dich. Noch für mich.
Noch für deinen Vater.
Bei uns allen sind die Gefühle durcheinander.
Tag für Tag.
Vor und nach vielen Begegnungen.
Ein ständiges Pendeln zwischen Hoffen und Bangen.
Zwischen Freude und Traurigkeit.
Zwischen Mut und Verzagen.
Jeder von uns hat seinen eigenen Kampf zu führen.
Jeder von uns ist gefordert.
Für keinen von uns ist es leicht.

Aber es tut mir weh,
wenn du uns keine Chance gibst.
Wir schaffen es nur gemeinsam.
Keiner von uns Dreien soll ausgeschlossen sein.
Niemand soll Keile zwischen uns treiben.
Wir wollen es schaffen,
uns miteinander zu arrangieren.
Und wir können es schaffen.
Wäre es anders, hätte ich mich nicht auf das Projekt eingelassen.
Auch ich muss mich neu finden.
Auch für mich war einiges in der Vergangenheit nicht einfach.
Auch ich muss manches aufgeben,
was mir früher etwas bedeutete.
Auch für mich ist es ein gewaltiger Neuanfang.
Für uns alle ist es Neuland.
Eine völlig unbekannte Lebenssituation.
Eine mit Risiken, aber eben auch vielen Chancen,
die wir nutzen sollten.
Es ist alles erst mal eine Kopfsache.
Die Bereitschaft, sich auf unsere Situation einzulassen.
Ohne Vorurteile. Ohne Ressentiments. Ohne Groll.
Die Bereitschaft, die Gegenwart
aus anderen Perspektiven zu sehen.
All das zu bewahren, was aus der Vergangenheit wichtig ist,
aber auch neue positive Erfahrungen zu akzeptieren.
Ich weiß, dass das nicht einfach ist,
denn immer und immer wieder stören auch Gefühle.

Ich erwarte deshalb nicht,
dass du neue Gefühle herbeizwingst.
Das geht mir oft auch so.
Und auch ich bin dann verzagt, unsicher und resignativ
und möchte manchmal alles wieder hinwerfen.
Ich weiß aber, dass wir uns finden können und werden,
wenn wir bereit sind, uns diesen Herausforderungen zu stellen.

Du kannst dich darauf verlassen,
dass ich wirklich alles tue,
damit wir eine Basis haben.
Wir, also besonders du und ich.
Ich will deine Mutter nicht ersetzen.
Ich will nicht, dass du mich so liebst wie sie.
Ich will nicht, dass ich zwischen euch stehe.
Aber ich habe einen großen Wunsch:
Wenn du mich noch immer nicht magst,
dann lass mich doch wenigstens
dein Stiefmütterchen sein.

SCHRANKEN

Du hast viele Pläne für deine Zukunft.
Toll!
Du willst etwas aus deinem Leben machen.
Super!
Du hast viele Wünsche für deine Zufriedenheit.
Prima!
Du hast viele Ideen für dein Wohlbefinden.
Wunderbar!
Alles hat aber einen großen Haken.
Leider!
Du bist in allem, was du willst und tust,
völlig von anderen abhängig.
Von deren Bereitschaft.
Von deren Energie.
Von deren Geld.
Von deren Zeit.
Schade!

ENDLICH

Hurra, ich bin jetzt achtzehn!
Endlich. Endlich.
Ich kann jetzt machen, was ich will.
Ich kann jetzt machen, was ich kann.
Ich will jetzt machen, was ich kann.
Ich will jetzt machen, was ich will.
Endlich. Endlich.
Hurra, ich bin noch Kind!

FRAGEZEICHEN

Ich spüre es.
Es ist immer da.
Unsichtbar. Nicht greifbar. Bedrückend.
Ich bin unfrei frei.
Ich bemerke die Fesseln.
Die Bremsen.
Die Zweifel.
Die Ängste.
Unsichtbar. Nicht greifbar. Bedrückend.
Mein Leben ist geordnet.
Mir geht es gut.
Alles ist für mich im Lot.
Keine Sorgen.
Keine Missstände.
Keine Gefahren.
Aber ich spüre es:
Ich bin unfrei frei.
Ich darf mich nicht beklagen.
Ich muss dankbar sein.
Ich bin versorgt.
Aber ich spüre eine Last.
Unsichtbar. Nicht greifbar. Bedrückend.
Ich möchte aus der Haut fahren.
Ich möchte den nagenden Zwiespalt zertrümmern.

Ich möchte frei frei sein.
Sichtbar. Greifbar. Aufbauend.
Ich spüre es.
Dieses Gefühl.

„Komm, wir müssen los,
sonst kommen wir zu spät zum Vorstellungsgespräch.
Das willst du doch nicht, mein Schatz!
Und nimm doch lieber auch noch dein Diplomzeugnis mit.
Sicher ist sicher."
Meine Mutter hatte alles im Griff.
Sichtbar. Greifbar. Erdrückend.
Sie ist immer noch da.
Ich spüre sie.

WANTED

Eine Million Euro
für Hinweise zur Ergreifung
des schlimmsten Schwerverbrechers
unserer Zeit:
Wer kennt den Dieb,
der unseren Kindern
unentwegt und gnadenlos
Tag für Tag
die Kindheit stiehlt?

ZEITZEUGEN

Du, Schatz,
eigentlich wollte ich mitkommen,
aber leider haben sie mir einen Termin hingelegt.
Tut mir leid,
aber beim nächsten Mal bin ich dabei.
Stimmt, das habe ich letzte Woche auch gesagt,
aber der Beruf ist nun mal wichtig.
Schließlich muss ich Geld verdienen.
Es soll es uns doch gut gehen.

Ja, ich weiß,
du möchtest mich auch dabei haben.
Wie die anderen Kinder,
die mit Mama und Papa hingehen.
Du willst kein Außenseiter sein.
Aber, schau mal, was du sonst alles kriegst.
Du musst wirklich auf nichts verzichten.
Guck dir mal an, was die anderen Kinder haben
und was du hast.
Da möchten bestimmt viele mit dir tauschen, oder?
Dir geht es doch wirklich prima.
Dir fehlt es an nichts,
und du musst nirgendwo zurückstehen.
Auf keinen Fall.
Du sollst wirklich keine Nachteile haben,
dafür sorge ich.

Deine Laterne für den Umzug am Freitag
ist doch einmalig schön.
Wer hat sonst noch so eine aus Tokio?

Ja, du bist natürlich traurig.
Du hattest dich auf das Sommerfest gefreut.
Und natürlich hätte ich gerne deinen Auftritt
beim Singspiel deiner Klasse gesehen.
Ich habe gehört,
dass du ganz viel geprobt hast
und deinen Text einwandfrei aufsagen kannst.
Ich drücke dir ganz doll die Daumen.
Euer Auftritt wird bestimmt prima.
Ich bin in Gedanken natürlich bei dir,
wenn ich im Flugzeug sitze.

Ich kann verstehen,
dass du richtig sauer auf mich bist,
weil es wieder nicht geklappt hat.
Natürlich wäre ich gerne mit in den Zoo gefahren.
Auch ich hätte mich gefreut,
endlich wieder etwas mit euch zu unternehmen.
Den Sonntagsausflug hatten wir uns ja schon lange vorgenommen.
Aber wenigstens geht ja Mutti mit.
Dann bist du nicht alleine.

Macht euch einen schönen Tag mit allem,
was dazugehört.
Ich bin gespannt,
was ihr zu erzählen habt.
Ihr könnt mir ja ein paar Bilder schicken.

Ja, es ist wirklich blöd,
dass ich mich wieder nicht festlegen kann.
Der Abschlussball der Tanzstunde ist ein besonderes Ereignis.
Ich erinnere mich noch genau an meinen.
Was war ich aufgeregt!
Ich muss aber mit der Zusage noch abwarten,
denn, wie du weißt, kommt meistens doch etwas dazwischen.
Deshalb ist es besser,
ihr plant erst mal ohne mich,
und ich stoße dazu, wenn es die Termine erlauben.
Mir tut das ewige Unverbindliche auch weh,
vor allem auch,
dass ihr mich mittlerweile gar nicht mehr mit einplant.
Natürlich ist es für euch oft peinlich,
wenn ich angemeldet werde
und ihr dann wieder kurzfristig absagen müsst.
Ich habe manchmal den Eindruck,
dass ihr mich schon gar nicht mehr vorher fragt.
Ist das so?

Wie gerne hätte ich
endlich mal deine Lehrer kennengelernt,
von denen du mir immer mal wieder nebenbei erzählst.
Ich würde mir gerne ein eigenes Bild von ihnen machen.
Vor allem sollten sie auch mal mich, deinen Vater, sehen.
Es ist einfach wie verhext.
Wäre der Elternsprechtag zwei Tage später,
hätte ich hingehen können.
Da hätte ich Zeit.
Es soll wohl nicht sein.
Na ja, du bist ja eine gute Schülerin.
Eigentlich brauchen wir nicht wirklich hingehen.
Warum denen die Zeit stehlen,
die es nötiger haben.
Du gehst schon deinen Weg.

Übrigens wollte ich dir auch mal sagen,
dass ich mir zuhause manchmal wie ein Fremder vorkomme.
Wie jemand, der nicht dazugehört
und nicht mehr über alles Wichtige informiert wird.
Wer sind Tina, Suse, Benko und Tipsie?
Freunde aus deiner Klasse?
Oder aus dem Verein?
Spielst du eigentlich noch Handball?
Ich merke, dass du mir nichts mehr erzählst.
Ständig muss ich nachfragen,
und dann kriege ich nur knappe Antworten.
So zwischen Tür und Angel im Vorbeigehen.

Du kommst von selbst nicht zu mir.
Was ist los?
Es ist mir doch wichtig,
auf dem Laufenden zu sein.
Das merkst du doch, oder?
Ich bin doch dein Vater.

Aber leider stelle ich oft erschrocken fest,
dass ich nur wenig von dir weiß.
Das hätte ich nie gedacht, dass ich so draußen bin.
Ich wollte immer eine intakte Familie haben.
Familienleben sollte wichtig für mich sein.
Einer für alle, alle für einen.
Deshalb schlage ich vor,
dass wir mehr miteinander telefonieren oder mailen.
Oft habe ich dich abends aus dem Hotel angerufen,
du bist aber nur selten rangegangen.
Warum rufst du eigentlich nicht zurück?
Stimmt, manchmal hatte ich dann keine Zeit,
wenn Du angerufen hattest,
weil ich gerade in einer Besprechung war.
Sorry, aber dann geht es eben nicht.
Ich hoffe aber, dass du es trotzdem versuchst,
wenn Du mir etwas Wichtiges zu erzählen hast.
Ich möchte schon zu euch gehören,
mitreden und einbezogen werden.
Wir sind doch eine Familie.

Du hast ja recht,
dass wir sehr oft mittendrin gestört wurden,
wenn wir etwas gemeinsam gemacht haben.
Gerade auch im Urlaub.
Meistens musstet ihr dann alleine ohne mich weitermachen,
und die Freude war dahin.
Ich gebe dir recht,
dass Urlaub und Alltag bei mir keinen Unterschied machen.
Ständig bin ich für andere auf Abruf bereit,
und ihr sollt ohne Murren zurückstecken, verzichten
und für all das auch noch Verständnis haben.
Ich weiß ja selbst,
dass ich mich nie wirklich ganz und gar auf etwas einlassen kann.
Quasi mit Haut und Haaren.
Ich stecke voller innerer Unruhe,
weil ich immer und überall damit rechne,
doch wieder gestört zu werden.
Mich ärgert es natürlich auch,
dass ich oft schon von Beginn an passen muss.
Dann blutet mir das Herz,
denn ich bin hin- und hergerissen.
Aber meist bleibt mir eben keine Wahl.

Ich spüre schon,
dass ich für euch wie ein Durchgangsgast bin.
Wie ein Untermieter,
der beliebig kommt und geht,
gerade so, wie er es will.
Ohne Rücksicht auf die anderen.

Und wie ein Fremder,
der sich nicht mehr in eurem Leben auskennt,
der nicht mehr auf dem neuesten Stand ist.
Wie ein Störenfried und Spielverderber,
mit dem man sich gar nicht mehr einlassen will,
weil er einem den Spaß nimmt.
Wie ein Überflüssiger,
der für euer Leben keine Rolle mehr spielt
und von dem ihr nicht mehr abhängig sein wollt.
Vor allem von seinem Terminkalender.
Ihr wollt euch eben von vornherein Enttäuschungen ersparen.
Das kann ich verstehen,
aber es tut mir verdammt weh.

Das alles hat mich sehr oft beschäftigt
und verfolgt mich bis heute.
Ich hatte viele unruhige Nächte,
in denen ich wach gelegen und
über unser Miteinander nachgedacht habe.
Deshalb habe ich mir vorgenommen,
dass es so nicht mehr weitergeht.
Ich will, dass es endlich anders wird.
Ich will endlich etwas ändern.
Für euch und für mich.
Und zwar ab sofort und unumstößlich.

Darum verspreche ich dir,
dass ich morgen garantiert da sein werde.
Von Anfang bis Ende.
Ohne Unterbrechung.
Ohne Störung von außen.
Ich schalte einfach alles aus.
Keiner soll uns stören können.
Niemand soll mich abhalten.
Ich freue mich nämlich riesig auf Morgen.

Du hast doch Geburtstag.
Mein Gott,
wo sind die letzten achtzehn Jahre geblieben?

TRAGIK

Ich durfte nie Kind sein.
Ich durfte nie erwachsen werden.
Ich sollte nie Kind sein.
Ich sollte nie erwachsen werden.
Ich konnte nie Kind sein.
Ich konnte nie erwachsen werden.
Ich wollte nie Kind sein.
Ich wollte nie erwachsen werden.
Ich durfte nie leben.
Ich sollte immer tot sein.
Ich sollte nie leben.
Ich sollte immer tot sein.
Ich konnte nie leben.
Ich sollte immer tot sein.
Ich wollte nie leben.
Ich wollte immer tot sein.
Lebend geborene Totgeburt.

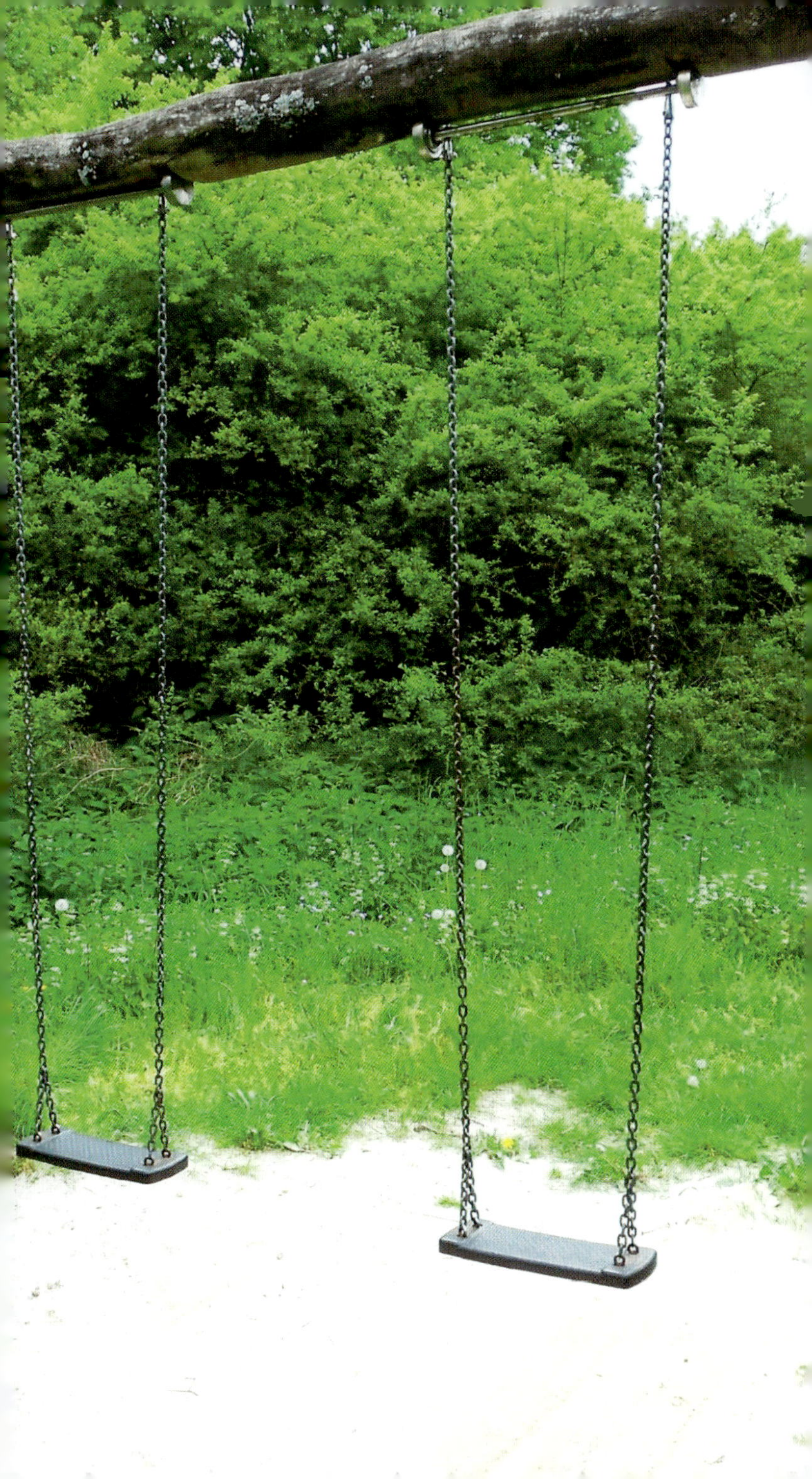

AM MITTAG

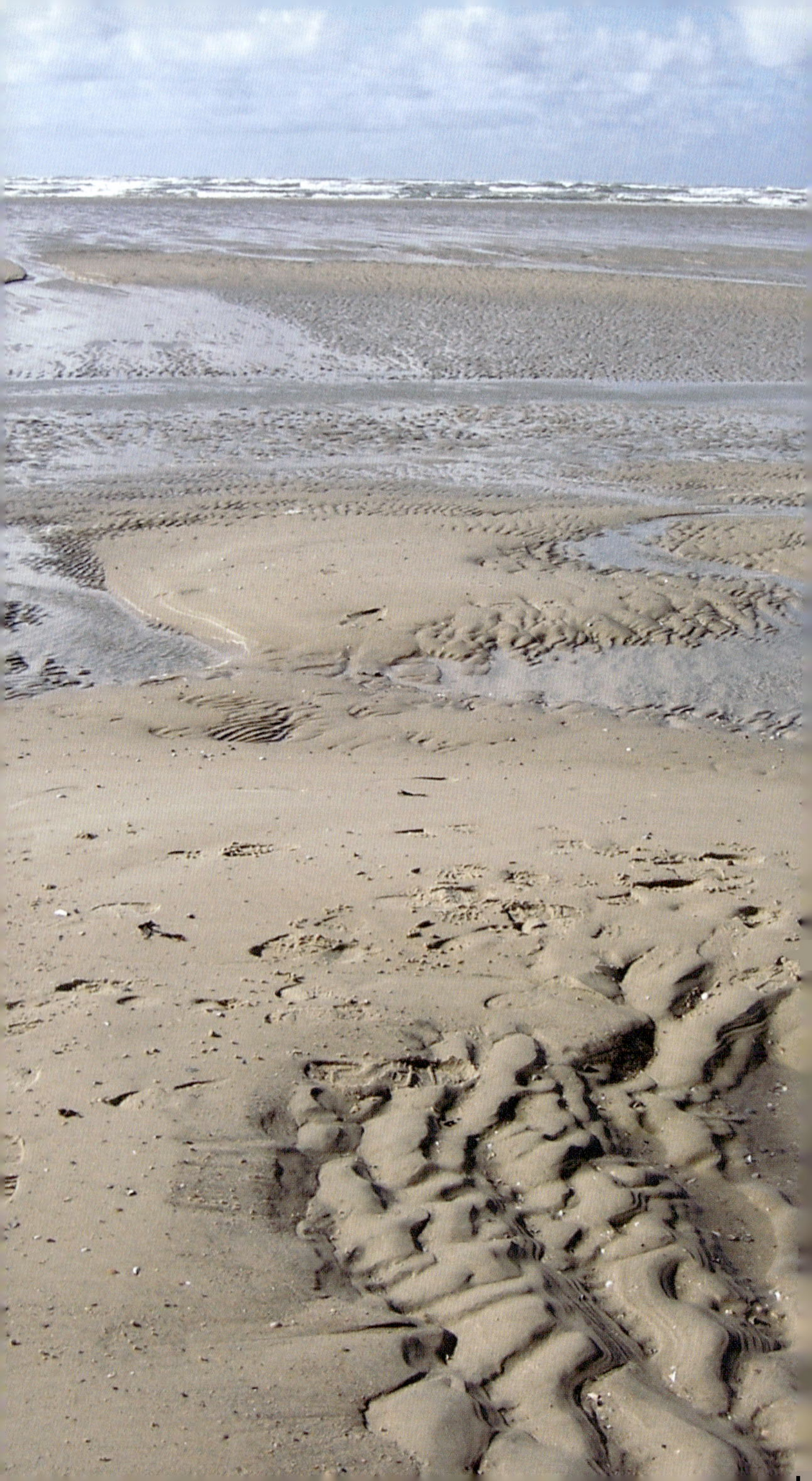

KLEINER RAT

Wenn du
die Gegenwart verlierst,
gib nicht
der Vergangenheit oder der Zukunft die Schuld,
sondern suche sie allein bei dir.
Du hast das Leben
nicht verstanden.

KLUFTLAND

Kinderland.
Traumland.
Wunschland.
Zeitlosigkeitsland.
Grenzenlosigkeitsland.

Kinderwelt.
Sehnsuchtswelt.
Zuversichtswelt.
Hoffnungswelt.
Freudewelt.

Kindergedanken.
Direktgedanken.
Einfachgedanken.
Schnörkellosgedanken.
Lebendiggedanken.

Erwachsenengedanken.
Umständlichgedanken.
Verklausuliertgedanken.
Einschränkendgedanken.
Dunkelzähgedanken.

Erwachsenenwelt.
Unzufriedenheitswelt.
Pessimismuswelt.
Missmutswelt.
Resignationswelt.

Erwachsenenland.
Albtraumland.
Utopieland.
Hektikland.
Grenzenland.

LEBEN

Vor lauter Gedankenkreisen und Hamsterpolitik
vergessen wir, die Gegenwart zu leben.
Vor lauter Angst vor der Zukunft
klammern wir uns an die Vergangenheit.
Vor lauter Angst vor den Schatten der Vergangenheit
denken wir wie gelähmt an die Zukunft.
Vor lauter Angst vor den Folgen
aus Geschehnissen der Vergangenheit
verplempern wir die Gegenwart
und sorgen uns vor dem, was kommt.

Nur derjenige,
der sich mit der Vergangenheit versöhnt hat,
kann die Gegenwart in ihrer Vielfalt
und ihren unermesslichen Angeboten leben.
Nur derjenige,
der die Gegenwart verantwortungsvoll genießt,
freut sich auf den nächsten Tag.
Und damit auf das weitere Leben.
Und somit auf das, was die Zukunft bringen wird.
Nur derjenige,
der bewusst lebt,
freut sich weiterzuleben.

MOMENT MAL

Letzte Woche im Urlaub.
Ich sprang mit Anlauf vom hohen Badesteg ins Wasser.
Begleitet von einem lauten Schrei: „Jaaaaaa!"
Einige klatschten anerkennend Beifall,
was mich zu Wiederholungen animierte.
Ich kam mir zwei Meter groß vor.
Mit Begeisterung warf ich
größere Kieselsteine in hohem Bogen ins Wasser: Platsch!
Dies erzeugte eine große Wasserfontäne.
Oder ich ließ flache Steine auf dem Wasser hüpfen wie Flöhe.
Viele Vorübergehende schielten mit funkelnden Augen kurz herüber.
Einige Zeit später sah ich aus der Entfernung manche von ihnen
sich nach Steinen bücken.
Na also, ist doch wirklich super.
Beim Mittagessen begann ich gleich mit dem Nachtisch.
Ich aß drei Mega-Portionen Eis,
die ich mir selbst genüsslich am Büffet mischte.
Drei große Portionen. Gigantisch.
Ich aß nur Nachtisch.
Niemand schüttelte den Kopf. Ich sah eher ein Schmunzeln.
Jeden Tag war ich Stammgast auf der riesigen Wasserrutsche.
Mit mächtigem Abstoß rauschte ich die Schräge hinunter.
Unten knallte ich bewusst ganz laut
mit großem Wasserstrahl auf,
um andere nass zu spritzen.
Genial. Einfach genial.

Die Zuschauer lächelten. Ich sah ihre sehnsüchtigen Blicke.
Im großen Swimmingpool spielte ich Wasserball.
Ich tauchte, ich schnaufte, ich war wie ein Seelöwe.
Ganz in meinem Element.
Hin und wieder erhaschte ich
den bewundernden Blick eines Liegestühlers,
der ansonsten in seine Lektüre vertieft schien.
Beim Minigolf machte ich es spannend.
Ich kommentierte meine Schläge.
Ich stellte Wettkampf her. „Ja, ich gewinne, ich gewinne!"
Aus meinen Gefühlen machte ich keinen Hehl.
Enttäuschung und Freude wechselten sich ab.
Einige Leute blieben stehen und schauten interessiert zu.
Abends streunte ich durch die Hotelanlage.
Immer auf der Suche nach etwas Besonderem.
Ich schaute hinter einen Baum da. Hinter einen Strauch dort.
Spät am Abend vor dem Schlafengehen
holte ich mir im Strandrestaurant oft noch
eine Portion Pommes mit Extra-Ketchup
und stolzierte damit durch die Hotelhalle.
Oder ich aß mein fünftes Eis an einem Tag.
Natürlich immer mit vollem Genuss.

Bei meinen abendlichen Rundgängen
kam ich stets wieder an Tischen vorbei,
an denen immer noch die gleichen Leute
gelangweilt und schweigend saßen.
Sie schauten neugierig zu mir herüber,
so als würden sie sich um mich Gedanken machen.

So als wäre ich Gesprächsthema:
„Schau mal, der schon wieder!“
Was waren das für wahnsinnige Tage!
Urlaub pur! All inclusive!
Auch das Essen und Trinken!

Jetzt sitze ich wieder zuhause in meiner Wohnung.
Mitten in der Stadt. Im dritten Stock.
Der Alltag hat mich wieder.
Und das Alter.
Es waren tolle Urlaubstage mit meinen Enkeln.
Ich war ständig mit ihnen auf Achse.
Ich durfte wieder Kind sein.
Wieder alles das machen, was ich früher gerne gemacht habe.
Vieles machen, worüber andere sich aufgeregt hätten,
wenn ich alleine als alter Mann im Hotel unterwegs gewesen wäre.
Ich wäre psychiatrisiert worden.
„Der ist anormal! Der ist dement! Der gehört weggesperrt!
Den müssen sie doch mal zurechtweisen!“
Aus Anerkennung wäre rasch Missachtung geworden.
Aus Neid ganz schnell Hochmut.
Aus Beifall wahrscheinlich Scheibenwischer.
Aus Zuschauern bestimmt Kontrolleure.

Natürlich hätte ich mich ohne die Enkel anders verhalten.
Dem Alter entsprechend. Der Gesellschaft konform.
Natürlich hätte ich mich ohne die Enkel anders gefühlt.
Verkümmert. Amputiert. Wehmütig. Sehnsucht unterdrückend.
Ich wäre einer der anderen gewesen.

Das war aber nicht so. Nicht bei mir.
Ich freue mich schon wieder darauf,
OPA sein zu dürfen.
OPA und KIND.
Vor allem eben kindischer Opa.
Sehr zur Freude meiner Enkel.
Sehr zur Freude des ewigen Kindes in mir.

ENTSCHEIDUNGEN

Heute ist der Tag,
von dem an du beginnen wolltest,
neue Wege zu gehen.
Heute ist der Tag,
der dir bis gestern Aufschub leicht machte
und Druck von dir nahm.
Heute ist der Tag,
für den du vorgestern Pläne gemacht hattest,
die dich erfreuten.
Heute ist der Tag,
der dir morgen auf das Gewissen drückt,
weil du ihn verraten hast.

REIHENFOLGE

Bevor man die Liebe anderer annehmen kann,
muss man sich selbst lieben können.
Wer glaubt,
man könne sich erst dann lieben,
wenn man von anderen geliebt wird,
irrt gewaltig.
Der Weg zur Selbstliebe führt nur
über die bedingungslose Annahme des eigenen ICH.

FREUNDE

Wahre Freunde
freuen sich mit, wenn du erfolgreich bist.
Fragen interessiert nach,
wenn du zu berichten hast.
Leiden mit, wenn du enttäuscht und traurig bist.
Fragen einfühlsam nach.

Wahre Freunde
erzählen von sich. Positives und Negatives.
Sie lassen dich Anteil haben an ihren Gedanken und Gefühlen.
An ihrem Leben.
Sie fragen dich um Rat.

Wahre Freunde
erkennst Du in normalen Zeiten,
dann, wenn sie alleine, ganz ohne dich auskommen könnten,
aber auch in dieser ruhigen Zeit bewusst und gezielt
Nähe und Kontakt zu dir suchen,
weil sie spüren, dass du ihr Freund sein möchtest.
Und sie deiner.

Wahre Freunde
kennen dich, deine Wünsche und Einstellungen.
Du bist in all ihren Situationen gegenwärtig.
Immer mal wieder überraschen sie dich mit kleinen Geschenken.
Sie wissen, was du magst.
Sie denken an dich.

Wahre Freunde
riskieren die Beziehung nicht,
indem sie auf deine Kosten eigene Vorteile suchen.
Sie sind empathisch.
Sie leben mit dir Gemeinsamkeit
in einem steten, natürlichen Geben und Nehmen.
Denn Freunde sind immer füreinander da.

Falsche Freunde
lachen mit dir, wenn du erfolgreich bist.
Sie fragen aber nicht nach.
Sie vertiefen dein Erfolgsthema nicht,
wollen eigentlich nichts davon hören,
sondern lenken rasch ab
und erzählen von sich.

Falsche Freunde
stellen vielmehr das in den Mittelpunkt,
was bei dir trotz des Erfolges nicht ganz gut geklappt hat
oder offen geblieben ist.
Sie fixieren sich auf diese kleinen Schatten
und legen den Finger in die Wunde.

Falsche Freunde
sind voller Neid und Eifersucht.
Sie erleben vieles mit Konkurrenz und Rivalität.
Sie fühlen ihre Unterlegenheit,
die sie unter allen Umständen verbergen wollen.
Jeder kleine Erfolg von dir versetzt ihnen Nadelstiche.

Falsche Freunde
leiden nicht mit dir, wenn du traurig und enttäuscht bist.
Sie fragen zwar nach, aber im Grunde desinteressiert,
denn sie wollen dir eher wehtun.
Sie ergötzen sich an ihrer Schadenfreude.
Sie bohren genüsslich nach
und wollen deine Krise am Köcheln halten.
Erkenne ihre zwei Gesichter,
den Dolch im Rücken trotz ihres freundlichen Gesichts.

Falsche Freunde
erkennst du in ruhigen und normalen Zeiten.
Denn sie suchen oft nur dann Nähe und Kontakt zu dir,
wenn sie selbst in einer persönlichen Notlage sind,
dich dann ganz dringend brauchen
und du für sie nützlich sein kannst.
Oder wenn sie dir etwas erzählen können,
von dem sie hoffen, dass es dir wehtut.

Falsche Freunde
fürchten sich davor, dass du glücklich und erfolgreich bist
und sie an deiner positiven Situation keinerlei Anteil haben.
Sie haben keine Rolle für dich gespielt.
Das macht ihnen ungeheuer Angst und Panik.
Sie merken, dass sie eigentlich überflüssig für dich sind.

Falsche Freunde
gaukeln dir Interesse an dir vor,
weil sie nämlich genau das spüren,
dass du sie viel weniger brauchst als sie dich.
Sie müssen dich immer mal wieder bei Laune halten,
weil sie merken, dass du ihr fieses Spiel enttarnen
und fortan die Beziehung beenden könntest.

Falsche Freunde
beteuern deshalb immer mal wieder, wie wichtig du ihnen bist
und wollen dich damit blenden,
denn sie hindern dich mit der Schmeichelei daran,
wirklich über dein tiefes Unbehagen nachzudenken,
das du immer wieder im Innern spürst,
wenn du mit ihnen zusammen bist.

Falsche Freunde
merken tief im Innern,
dass sie niemals wirklich wahre Freunde sein können.
Freunde, die ehrlich, offen, vertrauensvoll, zuverlässig
und wechselseitig immer für einen anderen da sind
und da sein wollen.
Alle für einen, einer für alle.

Falsche Freunde
wollen nicht anderen zuliebe zurückstecken,
auf etwas verzichten oder einen für sie günstigen Moment
ungenutzt lassen.
Sie setzen in einem für dich kritischen Moment nicht alles daran,
dir ein unterstützender Helfer und Begleiter zu sein.
Sie denken auch in solchen
Augenblicken zunächst an sich.

Falsche Freunde
benutzen dich für ihre Zwecke.
Oft profitieren sie von deiner Gegenwart
oder dem Hinweis auf die Freundschaft mit dir.
Sie messen mit zweierlei Maß.
Wenn es ihnen gut geht oder wenn sie für sich einen Vorteil sehen,
bist du ihnen egal.
Aber wehe dir, wenn du dich genauso verhalten würdest!

Falsche Freunde
hinterlassen bei dir nach dem gemeinsamen Kontakt
zu oft einen beladenen Eindruck.
Du bemerkst immer wieder ihre sich wiederholende Unehrlichkeit
und den quälenden Eindruck, dass du von ihnen ausgenutzt wirst.
Du entdeckst früher oder später, dass eure Beziehung
sich schon seit langer Zeit, manchmal von Beginn an,
in einer Schieflage befindet.
Du merkst, dass du das nie wirklich wahr haben wolltest.

Falsche Freunde
machen dich immer wieder unglücklich
und nötigen dich irgendwann zur gnadenlosen Erkenntnis,
dass du sie eigentlich überhaupt nicht brauchst,
um mit deinem eigenen Leben klar zu kommen
und dass es viel öfter, als du immer gemeint hast, der andere ist,
der froh sein muss, dass er dich hat.
Und nicht umgekehrt du.

Falsche Freunde
und ihr Verhalten führen dich irgendwann an den Punkt,
an dem du entdeckst,
dass es eigentlich meistens du bist,
der die Beziehung aus Solidarität und Rücksichtnahme
am Leben erhält.
Und das trotz deiner vielen Enttäuschungen,
Traurigkeiten und Verärgerungen.
Du bemerkst, dass du dich in den Beziehungen zu ihnen
meistens verbogen und dich verleugnet hast,
aus Angst die Freundschaft zu gefährden.

Falsche Freunde
müssen aussortiert werden und sind austauschbar.
Sie haben es nicht verdient, deine Freunde zu sein.
Sie sind deiner nicht würdig.
Es muss dringend Platz geschaffen werden.
Platz für wirklich wahre Freunde.

Wahre Freunde
kann man erst im Laufe der Zeit entdecken.
Dann, wenn man gemeinsam
gute und schlechte und ruhige und unruhige Zeiten
miteinander erlebt hat.
Dann zeigen sich die wahren Charaktere.
Dann trennt sich Spreu vom Weizen.

Wahre Freunde
kann man an einer Hand abzählen.
Man hat oft nur eine Handvoll
wahrer Freunde.

SCHWÄRMEREI

Diese Lieblichkeit.
Diese Strahlkraft.
Diese Friedlichkeit.
Diese Fröhlichkeit.
Diese Unaufgeregtheit.
Dieses Ruhen in sich selbst.
Diese natürliche Schönheit.
Dieses Alles-Gewinnende.
Ich kann mich einfach nicht
an dir satt sehen,
wenn du daliegst
und träumst.
Auch von mir?

ENTDECKUNG

Deine schwielige Hand ist Gift für meine Seidenhaut.
Deine rauchige Stimme kratzt in meinen Ohren.
Dein Körper dunstet ungut in meine Nase.
Meine Augen drehen sich weg, wenn du erscheinst.
Mein Körper streikt, die Seele brennt.
Ich krampfe. Erstarre. Verwinde.
Ich bebe. Trotze. Zerreiße.
Doch Andere sind von dir verzaubert.
Irgendetwas läuft hier schief.
Ich weiß, ich weiß auch schon lange was.
Ich glaube, ich muss meine Ansprüche ändern.
Nein, nicht muss, sondern will.
Ich will Nähe.
Dich!

ANBLICK

Ich halte die Luft an,
wenn ich dich sehe.
Du bist atemlos schön.
Ich bin sprachlos,
wenn ich dich sehe.
Mir fehlen die Worte
für deine Anmut.
Ich bin wie angewurzelt,
wenn ich dich sehe.
Mich hypnotisiert
deine Aura.
In mir dreht sich
ein Gedankenkarussell,
wenn ich dich sehe.
Deine Erscheinung
zündet Phantasieraketen.
Ich spüre ein Feuer,
wenn ich dich sehe.
Dein Blick bringt
mich zum Schmelzen.

Bin ich Ich,
wenn du Du bist?
Bin ich noch Ich,
wenn du Du bist?
Bist Du so,
wie ich dich sehe?
Bin ich so,
wie ich mich erlebe?

Ich schließe die Augen,
ich will es spüren.

DU WILLST

Du willst
dich am Leben erfreuen,
die Welt bereisen,
die Nacht zum Tage machen,
jeden Moment genießen,
deine Talente leben,
die kleinen Dinge wertschätzen,
immer und überall neugierig sein,
Seifenblasen tanzen lassen,
dem Regenbogen zuwinken,
Schneemänner bauen,
dich im Wellenmeer treiben lassen,
hoch oben auf dem Turm die Aussicht genießen,
Drachen steigen lassen,
dem Vögelgezwitscher lauschen,
dir Zeit lassen,
wirkliche Freunde finden,
das Positive im Alltag sehen,
immer wieder aufstehen,
dir und anderen gegenüber ehrlich,
offen, tolerant,
vertrauensvoll, verständnisvoll,
liebevoll und zärtlich sein,
nicht auf Kosten anderer leben,
dich über eigene Erfolge
und die anderer freuen,
großzügig sein,
die Natur und andere Geschöpfe achten,
alte, kranke und hilfsbedürftige Menschen unterstützen,
mit Kindern lachen und weinen,
deine Pflichten ebenso leben wie deine Kür,

zuverlässig und treu und
offen und optimistisch allem gegenüber sein,
was die Zukunft auch bringen mag.

Du willst
das Leben so akzeptieren,
wie es sich dir jeden Tag präsentiert
und alle Möglichkeiten nutzen,
die sich dir bieten,
um sagen zu können:
„Es war heute wieder ein schöner Tag!"
Du hast viele wundervolle
Träume, Wünsche, Pläne.

Und was will ich?
Ich habe nur einen sehnsüchtigen Wunsch:
Ich will DICH!

HOCHZEITSREDE

Liebe Sarah, lieber Markus, liebe Gäste,

hier stehe ich nun mit dem plausiblen Auftrag, aus gegebenem Anlass eine hoffentlich kurzweilige Ansprache zu halten.

Die Frage ist nur: Worüber soll man noch reden und launige Worte verlieren, wo doch alles Wichtige heute schon gesagt und auf den Punkt gebracht worden ist. Und dass auch noch zur Freude aller Anwesenden.

Ich spreche von der Trauzeremonie, in der alles auf ein kleines Wörtchen hinauslief: das Wörtchen „JA".

Sarah sagte „JA" zu Markus, Markus sagte „JA" zu Sarah, und die künftigen gemeinsamen Jahre stehen nun unter einem anderen Stern. Ja, ja, so einfach ist das.

Diese beiden „JAs" sind wichtig gewesen.

Sie haben nicht nur für das junge Paar ein neues Zeitalter eingeläutet, sondern auch mir als Aufhänger gedient , als ich mir über die Hochzeit und die Rede, die ich halten sollte, Gedanken machte. Plötzlich hatte ich eine Idee, worüber ich einige passende Worte verlieren könnte. Nämlich über das Wort „JA".

Ich glaube ganz fest, dass es heute nicht nur die beiden „JAs" unseres Brautpaars gegeben hat, sondern insgeheim viele „JAs" ausgesprochen wurden. Im Stillen und jeder für sich.

Nehmen wir uns, die Eltern des Bräutigams. Wer uns fragt: „Wollt Ihr Sarah als Eure Schwiegertochter haben und sie lieben, achten und unterstützen bis ans Ende aller gemeinsamen Tage?", wird als zweistimmig einstimmige Antwort ein ganz lautes „JA" erhalten. Und das nicht ohne Grund. Denn: Wir haben Sarah in den vergangenen Jahren als einen Menschen kennengelernt, der uns viel Freude gemacht und unser Leben bereichert hat – nicht nur das von Markus.

Ihre positive, gewinnende Ausstrahlung und zugewandte, erfrischende Art tun uns gut.

Wir sind dankbar, dass es mit uns allen passt.

Das beruhigt und lässt uns vertrauensvoll, zuversichtlich und neugierig in die Zukunft blicken.

Wir möchten uns heute auch ausdrücklich bei Helen und Dieter bedanken. Sie waren von Beginn an zuverlässige, vertrauensvolle, herzliche und ehrliche Ersatz-Eltern für Markus. Wir haben immer gespürt und wahrgenommen, dass sie „JA" zu unserem Sohn gesagt haben. Das gab uns – fern des Geschehens – die nötige Ruhe und Sicherheit, dass er in der neuen Heimat gut aufgehoben ist.

Mit Sicherheit hat zur heutigen Situation beigetragen, dass auch wir in der großen Familie „JA" zueinander gesagt haben. Und dies über Generationen hinweg. Ich glaube, die bisher miteinander verlebten Stunden in froher Runde haben uns allen immer gefallen und gut getan.

Fehlt zum Glück nur noch ein funktionierendes erweitertes soziales Umfeld. Also echte Freunde und charakterstarke Kollegen. Auch sie tragen dazu bei, den grauen Alltag meistern und sich am bunten Leben erfreuen zu können. Unsere bisherigen Eindrücke sprechen dafür, dass Sarah und Markus diese Begleiter haben. Also Freunde, auf die Verlass ist und die auch „JA" zu beiden sagen.

Es stimmt also: Im Verwandten- und Freundeskreis gibt es viele JA-Sager. Menschen, die sich heute nicht nur über das „JA" gefreut haben, das Sarah und Markus laut gesagt haben, sondern Menschen, die den beiden darüber hinaus versichern:

Ja, wir wollen Euch beide. Ja, wir mögen Euch!

Liebe Sarah, lieber Markus, wir wissen, dass Euch diese Menschen das wunderbare Gefühl von Geborgenheit geben. Dass es Ansprechpartner sind, Vertraute und Helfer. Menschen, die in allen Lagen des Lebens für Euch da sind.

Lasst Euch immer von dem Motto leiten:

Umgebt Euch mit Menschen, die Euch guttun!

Dieser Gedanke findet sich auch in den besinnlichen Zeilen von Edith Stein, die wir in Eurer Einladung vorfanden.

Einen Menschen in unserer Nähe zu haben, dem wir rückhaltlos vertrauen können und den wir lieben, ist etwas, was uns Kraft und Ruhe gibt.

Soviel zum kleinen Wörtchen „JA". Ich komme zum Ende, das ich mit einer allseits bekannten „FAUST"-Regel einleite:

„Der Worte sind genug gewechselt,
Lasst mich auch endlich Taten sehn,
Indes Ihr Komplimente drechselt,
Kann etwas Nützliches geschehn".

Was können wir also tun?

WIR, als Gäste, sollten uns heute einen wunderschönen Tag und Abend machen – vom Nachtschwärmen ganz zu schweigen. Und wir werden sicher nicht mit Komplimenten sparen.

Für Euch zwei, die unbestrittenen Hauptpersonen, gibt es natürlich mehr zu tun. Nicht nur heute. IHR sollt Euch nämlich auf einen hoffentlich langen, gemeinsamen Weg begeben, auf dem Ihr möglichst viele Eurer Träume, Wünsche und Pläne verwirklicht. Wir alle wissen, dass da einiges vor Euch liegt. Aber so soll es ja auch sein – Ihr wollt ja zusammen etwas bewegen. Und wie heißt es hierzu so treffend?

Es gibt nichts Gutes – außer man tut es!

Also, tut etwas, beziehungsweise macht so weiter wie bisher!!!

Erste Früchte Eurer gemeinsamen Jahre hatte der Monat Mai beschert, als Ihr 2x Lebenslänglich bekommen habt. Das eheliche Lebenslänglich bei der standesamtlichen Trauung am 03.05. – das existentielle Lebenslänglich am 30.05. mit der Verbeamtung von Markus auf Lebenszeit.

Wir stellen also erfreut fest, dass Ihr Eure gemeinsame Sache bisher hervorragend gemacht habt. Ihr habt Taten sehen lassen. Nützliche Taten! Zukunftsträchtige Taten!

Wir als Eltern sind stolz auf Euch und können uns zunächst entspannt zurücklehnen.

Wir hoffen, unseren Auftrag erfüllt und unseren Beitrag dazu geleistet zu haben, dass für Euch die Basis für eine positive Zukunft geschaffen wurde.

Wir haben Vertrauen und Zuversicht, dass Ihr daraus etwas Nützliches macht und geben das Staffelholz an Euch weiter.

Wir wünschen Euch alles Liebe und Gute und wollen darauf anstoßen.

DAUERSTRESS

Natürlich sehe ich deine Tränen.
Natürlich weiß ich, dass du Panik hast.
Natürlich weiß ich, dass es auch dir leid tut.
Natürlich weiß ich, dass du es nicht so gemeint hast.
Natürlich hattest du wieder viele Gründe.
Natürlich soll ich dich verstehen.
Natürlich soll ich dir verzeihen.
Natürlich soll ich glauben, dass sich alles ändert.
Natürlich ist es für dich nicht einfach.
Natürlich hast du es immer schwer gehabt.
Natürlich will ich nicht ungerecht sein.
Natürlich haben wir noch mal eine Chance verdient.
Natürlich soll nicht alles umsonst gewesen sein.
Natürlich hatten wir schöne Zeiten.
Natürlich haben wir vieles miteinander hingekriegt.
Natürlich haben wir noch viele Pläne.
Natürlich weiß ich, dass du ohne mich nicht leben kannst.
Natürlich war vieles völlig unnötig.
Natürlich weiß ich, dass auch ich Mitschuld habe.
Natürlich muss auch ich einiges ändern.
Natürlich will ich dir glauben, dass du mich liebst.
Natürlich liebe ich dich auch noch immer.

Aber ich merke, dass ich immer weniger Hoffnung habe,
dass sich wirklich etwas ändert.
Aber ich merke, dass ich immer weniger Vertrauen habe,
dass du es wirklich ernst meinst.
Aber ich merke, dass ich immer weniger Kraft habe,

diese ständigen Spannungen zu ertragen.
Aber ich merke, dass ich mir mein Leben
ganz anders vorgestellt habe.
Aber ich merke, dass ich dir immer mehr misstraue,
ob du es wirklich ehrlich meinst.
Aber ich merke, dass ich dir immer weniger zutraue,
dich wirklich so zu ändern, wie du es
nach einem Streit immer ankündigst.
Aber ich merke, dass ich immer häufiger spüre,
dass du mich nur benutzt und erpresst.
Aber ich merke, dass ich es immer mehr aufgebe,
an deine Ehrlichkeit zu glauben.
Aber ich bemerke, dass ich immer ängstlicher werde
und immer weniger Zuversicht für unsere Zukunft habe.
Aber ich stelle immer öfter fest,
dass ich nur noch mit dir zusammen bin,
weil ich Angst habe, dass du die Trennung nicht verkraftest.
Aber ich stelle mit Betroffenheit fest,
dass ich mir heftige Vorwürfe machen würde,
wenn es dir dann schlecht gehen würde.
Aber ich merke, dass mir die Lebensfreude
immer mehr abhanden kommt.

Ich bin nicht mehr ICH.
Ich spüre Angst. Wut. Zerrissenheit. Sehnsucht. Schmerz.
Mir ist zum Heulen zumute.
Meine Seele weint.
Mein Herz weint.
Ich bin verzweifelt.
Ich zweifle an dir. Und an mir.

„Weine, weine, weine!", flüstert mir der Verstand ins Ohr
und reicht mir ein weiches Taschentuch.
„Weine dich aus, und dann beende die Beziehung,
damit ihr beide wieder wirklich lachen könnt!
Sei endlich Realist, und mach dir nichts mehr vor.
Der andere ist für sein Leben auch selbst verantwortlich.
Er muss für sich entscheiden,
ob es nach oben oder unten gehen soll."
„Ich weiß", antworte ich
und nehme mich endlich in den Arm und streichle mich.
„Ich weiß, wir sollen uns nicht mehr gegenseitig im Weg stehen."

ZÄSUR

Eben noch war es große Liebe.
Nun ist es blanker Hass.
Eben noch habe ich dich vergöttert.
Nun verachte ich dich.
Eben noch war mein Leben erfüllt.
Nun ist es entleert.
Eben noch war die Welt für mich intakt.
Nun ist sie außer Takt.
Eben noch schwebte ich.
Nun bin ich am Boden.
Eben noch schien mein Glück unendlich.
Nun bin ich am Ende.

Diese wenigen Worte hätte ich nie erwartet.
Diese wenigen Worte haben alles verrückt.
Diese wenigen Worte haben alles verfärbt.
Diese wenigen Worte haben alles verändert.
Diese wenigen Worte haben alles zerstört.
Mit fehlen die Worte.

GLAUBENSKRISE

Ich kann es nicht glauben,
dass du mir nicht glaubst.
Ich kann es nicht glauben,
dass du so von mir denkst.
Ich kann es nicht glauben,
dass du mich einfach übergehst.
Ich kann es nicht glauben,
dass du anderen mehr glaubst.
Ich kann es nicht glauben,
dass andere dir wichtiger sind.
Ich kann es nicht glauben,
dass du anderen mehr vertraust.
Ich kann es nicht glauben,
dass du mich nur so wenig kennst.
Ich kann es nicht glauben,
dass unsere gemeinsame Zeit solche Spuren schuf.
Ich kann es nicht glauben,
dass du meinen Schmerz in Kauf nimmst.
Ich kann es nicht glauben,
dass du unsolidarisch bist.
Ich kann es nicht glauben,
dass du so illoyal bist.
Ich kann es nicht glauben,
dass ich dir wohl egal bin.
Ich kann es nicht glauben,
dass du mich im Stich lässt.

Ich glaube,
ich habe mich geirrt:
In dir.
Und deiner Liebe.
Ich glaube,
es ist etwas kaputt gegangen:
In mir.
Und meinem Vertrauen.

Ich kann es nicht glauben,
ich muss es aber wohl.

MACHT

Hinter dir ist der Schatten groß.
Ein Schritt zur Seite kann tödlich sein.
Vor dir muss die Brust breit sein.
Die Pfeile wollen gefangen werden.
Über dir muss sich Gott in Acht nehmen.
Die Erde soll einen neuen Herrscher haben.
Unter dir herrscht Betriebsamkeit.
Man hebt listig Fallgruben.
Herzlich willkommen!

DER LAUF DER DINGE

Eben noch hieß es: „Ich liebe dich über alles".
Nun nur noch: „Ich liebe dich".
Es muss etwas Schmerzhaftes passiert sein.
Ewig dauernde Einzigartigkeit wurde in Frage gestellt.
Der Nähe-Vertrag gekündigt.
Die Gefühle erschüttert.
Der Lebensplan durchkreuzt.
Die Zukunft wieder offen.
Bald wird es heißen:
„Ich liebe dich nicht mehr".
Der angerissene Faden zwirbelt bereits.
Bald folgt die weitere Verletzung:
„Ich habe mich in dir getäuscht".

BLOCKADE

Du
verstellst
die Bremsen.
Die großen
und die kleinen.
Tempo und
Richtungen
missraten.
Das Fahrvergnügen
ist dahin.

Das Fahrtziel
rückt
in weite Ferne.
Ich
werde
das Gefährt
wechseln.

ERSTE BEGEGNUNG

Ich sitze dir nun schon
seit einigen Minuten gegenüber.
Ich bin vorab ganz aufgeregt
und neugierig gewesen.
Ich wollte mich
auf dich und das, was sich ergibt,
ganz ehrlich und ganz unbefangen einlassen.
Vorsichtig aber.
Tastend mit viel Taktgefühl
und mit freundlicher Distanz.
Die fünf Minuten sind nun sehr rasch vergangen.
Beinahe so wie in Fast Motion.
Ich kann derweil kaum Luft noch holen.
Du kommst mir vor wie ein Orkan.

Meine Gefühle sind voller Ambivalenz.
Fasziniert. Abwehrend.
Angespannt. Bewundernd.
Meine Gedanken rotieren unentwegt.

Misstrauisch. Anerkennend.
Interessiert. Abwartend.
Ich bin spürbar irritiert.
Ich fühle mich durchaus geschmeichelt.
Ich kenne dich erst kurze Zeit
und weiß bereits schon viel von dir.

Du überschüttest mich mit dir
und deinem Leben.
Fast wie ein sprudelnder Faktencheck.
Du trumpfst auf.
Ich kenne deine Tätigkeiten.
Die Automarken, die du magst und fährst.
Und die luxuriösen Urlaubsorte,
die quasi deine zweite Heimat sind.
Du weihst mich ein
in deine zahlreichen Besitzverhältnisse.
Du öffnest dich
und gibst vertrauensvoll gar manche Schwächen zu.
Und passend dazu auch noch Macken,
doch dies mit einem Augenzwinkern.
Du fühlst dich
ganz im Zeichen deiner Sterne
und wirst dabei nicht müde zu betonen,
wie sehr vertraut mit allen Merkmalen du bist,
und dass gerade heute das Horoskop dir Hoffnung macht.
Du gibst ganz selbstkritisch und unumwunden
auch einige Niederlagen und Misserfolge zu,
wobei du sofort zu benennen weißt,
welchen ganz großen Anteil andere daran hatten.

Ich komme überhaupt nicht mehr dazu,
dich zu einzelnen Informationen zu befragen.
Ich kann nur nicken
und so tun, als würde ich das alles genau verstehen.
Ich bin ganz höflich,
will dich auch keineswegs unterbrechen,
denn ich bemerke doch sehr wohl,
dass du mir noch sehr viel erzählen willst.

Und demzufolge erfahre ich von deinen Sehnsüchten.
Von deinen Träumen
und den vielen heimlichen Wünschen,
die du so offen noch nie mit jemandem besprochen hast.
Du überrumpelst mich
mit völlig unerwartet klar
auf meine Person bezogenen Komplimenten.
Und hier gleich zu Beginn,
dass du ganz deutlich merkst,
dass ich der Partner sein kann,
mit dem für dich dein Leben endlich Sinn macht.
Und du fügst an, dass du gerade jetzt,
wo du dich diese Worte sagen hörst,
sogar der festen Überzeugung bist,
dass ich genau der Partner bin,
der ohne Zweifel zu dir passt.
Und du fährst fort,
dass ich es bin,
nach dem du schon lange gesucht hast.
Und du es noch nicht fassen kannst,
dass du mich nun endlich gefunden hast.

Und schließlich höre ich deine Bilanz,
dass ich so völlig anders bin,
als alle anderen, die dir vorher begegnet sind.
Dass meine Aura dich bezaubert.
Und dies spürbar – vom allerersten Augenblick.
Du sprichst von Liebe auf den ersten Blick
und davon, dass das Schicksal uns zusammenführte.

Ich muss gestehen,
das klingt alles gut.
Wer wünscht sich nicht,
endlich mal anzukommen?
Wer wünscht sich nicht,
mit Lob und Zuwendung verwöhnt zu werden?
Doch irgendetwas wühlt und nagt in mir.
Die Sache läuft einfach zu rund.
Ich spüre deutlich eine innere Blockade.

Denn von mir selbst habe ich noch nichts erzählt.
Noch nichts von meinen Wünschen.
Nichts von meinen Zielen.
Noch nichts von meinen Vorstellungen und Plänen.
Und auch noch nichts von meinen Schwächen.
Nichts von meinen Unsicherheiten, die mich plagen.
Noch nichts, rein gar nichts von meiner Vergangenheit.
Den Enttäuschungen, Krisen, Misserfolgen.
Noch nichts davon, wie ich das Leben sehe.

Ich habe dir nur zuhören müssen.
Wurde überschüttet von deinem Redeschwall.
Von deinem Blenden, deinem Raspeln.
Ich war nur Publikum
und sollte Beifall klatschen.
Viel „Ah“ und „Oh“ bewundernd von mir geben.
Ich komme mir austauschbar vor.
Beliebig. In meiner Rolle aber definiert.

In mir ist Streik.
Die Ampellichter flackern rot.
Die Stimmen warnen hörbar laut.
Es geht mir alles viel zu schnell.
Für den ersten Kontakt war es zu nah,
zu dicht und auch zu übergriffig.
Selbst mit einem guten Freund
spricht man nicht derart unverblümt
über so wichtige, persönliche Dinge.
Ich halte inne, horche in mich rein.

Da ist mit dir wohl etwas faul.
Nicht ich bin interessant für dich.
Es ist das Podium. Das Rednerpult.
Es ist die Bühne für dein Wiederholungsstück.
Du spielst es immer wieder
und fieberst wie ein Rattenfänger.
Wie einer, der mit immer gleicher Masche
den anderen um seinen Finger wickeln will
und ständig nur nach Opfern Ausschau hält,
um sie für sein Vergnügen zu benutzen

und sie anschließend wieder wegzuwerfen.
Du bist ein Wiederholungstäter.
Ich merke es. Ich bin gewarnt.
Das Déjà-vu steht deutlich über allem.
Nein, nicht schon wieder.
Nicht mit mir.

Deutlich ich spüre dein Netz.
Es ist abgewetzt und löchrig.
Bereits nach nicht mal acht Minuten
steht für mich fest:
Ich will schnell raus
und weg aus deinem Sog.
Auf Nimmerwiedersehen!

„Du, es tut mir leid, ich muss mal kurz auf die Toilette!“

MOMENTAUFNAHME

Du
tätschelst meine Wange,
streichst mir wie in Zeitlupe über mein Haar,
sprichst leise und ruhig mit mir,
flüsterst mir Zärtliches ins Ohr,
hältst meine Hand umklammert,
lächelst mich an
und schaust mir tief in die Augen.
Doch ich habe Angst vor dir.
Ich kenne das Vorspiel.
Gleich folgen wieder Schläge.

DER MORGEN DANACH

Jetzt liegst du wieder da.
Wie ein Häufchen Elend.
Schnarchend. Nicht ansprechbar.
Hilflos und unschuldig wie ein Kind.
Und ich muss wieder die Reste deines Rausches
vom Boden putzen.
Ich spüre Wut. Abscheu. Ekel.
Aber auch verdammt noch mal Mitleid.
Verzweiflung. Traurigkeit. Angst. Sorge.
Ich bin wieder total hin- und hergerissen.
Gleich muss ich wieder telefonieren.
Für dich die Kohlen aus dem Feuer holen.

Muss wieder so tun,
als ob alles in Ordnung wäre.
Muss wieder faule Ausreden finden.

Ich bin nicht zu beruhigen, aufgewühlt.
Höre wieder all die Stimmen.
Vor allem die, die sich jetzt wieder bestätigt fühlen
und mich einfach nicht mehr verstehen können.
Ich schäme mich. Vor denen, vor dir und vor mir.
Ich habe Schuldgefühle, bohrende Fragen.
Ich bin unentrinnbar zwiegespalten.
Das sollte doch nie unser Leben sein.
Unser einzigartiges gemeinsames Leben.
Wird das denn nie enden?
Muss ich die Hoffnung aufgeben
und den dünnen Strohhalm wegwerfen?
Ist jetzt der Zeitpunkt da,
oder wäre ich zu früh?
Es gibt sie doch diese kurzen Hochphasen,
in denen du mir beweisen willst, dass du alles im Griff hast.
Ich merke in solchen Zeiten, dass du stolz bist,
aber auch unruhig und angespannt,
gerade so, als wäre dir klar, dass das kein Dauerzustand sein kann.
Dann folgt erneut der blanke Horror,
der Moment, in dem dir alles egal ist,
was uns, dir vorher so wichtig war.
Dann ist er wieder da, der zigste Absturz,
in dem du mir weh tust
und das hässliche Gesicht zeigst.

Was ist nur schief gelaufen?
Wahrscheinlich weiß ich es
und will es nur nicht wahrhaben.
Das Wissen sperrt meine nüchternen Gedanken aus.
Ich weiß, wovon ich rede,
denn ich lasse einige Gedanken nicht mehr zu.
Wahrhaben hieße, Schlussstriche ziehen.
Sich entscheiden hieße,
dass für dich und mich ein völlig neues Leben beginnen muss.
Ohne einander.
Jeder für sich.
Ich habe Angst, dass du es nicht alleine schaffst
und mir dann die Schuld für das Versagen gibst.
Ich müsste dir wohl recht geben.
Ich weiß, dass ich das niemals aushalten würde.
Und dann kommt noch hinzu,
dass ich Angst spüre, mein eigenes Leben zu leben.
Alleine bei diesem Gedanken sehe ich
das große unbeschreibbare weiße Blatt vor mir liegen.
Ich wäre ratlos.
Ich kenne nur unser Leben.
Ich glaube, ich komme nicht mit der Bilanz klar,
dass alles umsonst gewesen sein soll.
Die vielen gemeinsamen Jahre.
Vor allem die schönen, die wir miteinander hatten.
Die Höllen, die wir immer wieder miteinander durchschritten haben.
Alles umsonst?

Ich halte inne.
Da ist er wieder, der Gedanke:
Vielleicht klappt es ja diesmal.
Irgendwann wird es schon Klick machen!

Ich putze den Rest weg.
Es ist wieder sauber.
Nichts mehr zu sehen.
Ich schaue dich an,
dich schlafendes Kind,
das wie ein großer Brummbär vor mir liegt.
Und sehe dich schon wieder vor mir,
wenn du wach wirst
und mich mit deinen treuen, unschuldigen Augen anschaust.
Und ich höre deine Einsichten und Versprechen,
deine Liebesbekundungen,
dass ich für dich das ein und alles bin.
Und ich weiß, dass ich dann
wieder die Schneefrau in der Mittagssonne sein werde.

Und wir erneut unser Kinderkarussell besteigen.

MENSCHLICHES

Beziehung 1

Du bist weg.
Ich fühle mich wohl.
Du bist da.
Vorbei.

Freundschaft 1

Ich fühle mich wohl.
Du kommst vorbei.
Vorbei.

Beziehung 2

Du bist nicht da.
Ich fühle mich nicht wohl.
Du bist da.
Vorbei.

Freundschaft 2

Ich fühle mich nicht wohl.
Du kommst vorbei.
Vorbei.

WECHSELBAD

Klammere!
Klammere!
Klammere!
Nur such dir ab sofort eine neue Wäscheleine.
Ich hab mir eigene Kleider zugelegt.
Leinen los!

FREUNDSCHAFTSDIENSTE

Natürlich bin ich froh,
mit dir zusammen zu sein.
Mit dir viele Dinge zu unternehmen.
Immer mal wieder etwas zu tun,
was ich ohne dich nicht machen würde.
Oder auch könnte.
Natürlich genieße ich die Zeit mit dir.
Du bist aktiv, beliebt, hast ständig Kontakte.
Die Leute kommen auf dich zu.
Ich erlebe viel mit dir.
Lerne interessante Menschen kennen.
Ich habe Spaß und Freude.
Eigentlich sollte es mir gut gehen,
dich als Freundin zu haben.
Eine von deinen vielen Freundinnen sein zu dürfen.
Oder von deinen guten Bekannten?

Immer öfter bemerke ich aber,
dass ich unzufrieden bin.
Nicht nur nach unseren Unternehmungen,
sondern zunehmend auch während wir zusammen sind.
Immer öfter spüre ich ein großes Unbehagen.
Eine Minderwertigkeit. Eine Angst.
Irgendwie habe ich oft den Eindruck,
dass ich nicht wirklich zu dir dazugehöre.
Irgendwie plagen mich deutliche Zweifel,
ob ich dir überhaupt etwas bedeute.
Zwar betonst du immer,
dass wir gute Freunde sind,
zu oft komme ich mir aber überflüssig vor,
wenn wir mit anderen zusammen sind.
Ich stehe dann im Abseits.
Du lässt mich links liegen,
beschäftigst dich fast nur noch mit den anderen
und kümmerst dich nicht mehr um mich.
Ich komme mir oft wie Luft vor,
so als würden wir nicht zusammen gehören.
So als wäre ich dir nicht mehr wichtig.
Du machst dein Ding, hast Spaß und bist gut drauf,
und ich stehe daneben wie bestellt und nicht abgeholt.
Häufig erzählst du anderen voller Stolz von Aktionen,
die du mit anderen Freundinnen unternommen hast,
und ich frage mich, warum ich nicht dabei sein konnte.
Warum du mir nicht vorher Bescheid gesagt hast.
Warum du mich nicht gefragt hast, ob ich mitgehe.

Ich bin wirklich traurig.
Ich stehe neben mir.
Ich bin verärgert,
denn ich verhalte mich dir gegenüber immer anders.
Verständnisvoll. Loyal. Kooperativ.
Freundin ist für mich Freundin.
In guten und in schlechten Zeiten.
Ich frage mich, was ich falsch mache.
Ich bin doch immer für dich da.
Wenn du einen Fahrer brauchst, fahre ich.
Ich trinke dann auch keinen Alkohol.
Wenn du Probleme hast,
höre ich dir zu und nehme mir Zeit.
Du stehst dann im Mittelpunkt.
Ich kann verzichten. Ich kann warten.
Immer häufiger habe ich den Eindruck,
dass es immer nur um dich geht.
Du willst bewundert werden.
Bei dir soll immer alles toll und großartig sein.
Meine Dinge interessieren dich eigentlich nicht.
Du fragst nicht nach. Du gehst nicht auf mich ein.
Fast immer kommst du schnell wieder auf dich zu sprechen.
Ich fühle mich in deiner Anwesenheit oft sehr alleine.
Unverstanden. Unwichtig. Wie ein kleines Licht.
Ich habe den Eindruck,
dass meine Dinge für dich nicht wichtig sind.
Eher lästig. Nicht der Rede wert.
Ich bin nebensächlich. Ein Statist.

Ich bin deprimiert. Ratlos. Aber auch voller Zorn.
Ich sehe viele Dinge plötzlich mit anderen Augen.
Mit geöffneten Augen. Mit kritischen Augen.
Ich erwarte von einer Freundschaft nicht das,
was ich mit dir erlebe.

Nein, ich möchte so eine Beziehung nicht mehr.
Jetzt reicht es!
Ich möchte nicht mehr der Lückenbüßer sein.
Ich möchte mich nicht mehr benutzen lassen.
Ich möchte nicht mehr nur dann dazugehören dürfen,
wenn andere nicht zur Verfügung stehen
und du mich als Ersatz brauchst.
Ich möchte nicht mehr den Eindruck erwecken,
als müsse ich froh sein, bei dir dabei sein zu dürfen.
Ich möchte nicht mehr,
dass du auf meine Kosten im Mittelpunkt stehst.
Ich möchte nicht mehr,
dass du dich an meinen Schwächen sonnst
und dich als Kontrast aufführst.
Nein, ich möchte das nicht mehr.
Ich bin auch wer!
Ich kündige!

UMDENKEN

Begreife endlich,
dass du auch an dich denkst,
wenn du sagst,
du tust das,
weil du nur an mich denkst.

ERKENNTNIS

Ohne dich ist das Leben unerträglich.
Ich bin nicht Ich.
Du bist nicht Du.
Mit dir ist das Leben unerträglich.
Ich bin nicht Ich.
Du bist nicht Du.
Wie, wann, wo kommt endlich das WIR?

RAHMENBEDINGUNG

Die Hand halten.
Umarmen.
Zuhören.
Die Botschaft geben:
Ich bin jetzt für dich da.
Ich habe Zeit nur für dich.
Du bist an der Reihe.
Du entscheidest jetzt.
Lass dir Zeit.
Ich bleibe.

All das tut gut.
Dann lösen sich Eisberge.
Dann sortieren sich Trümmerfelder.
Dann grünt wieder Hoffnung.
Dann wächst wieder Glaube.
An sich selbst.
An die Welt.
An die Zukunft.

AUCH DAS BIST DU

Ich bin so glücklich.
Ich habe heute keinen klaren Gedanken fassen können.
Ich habe nur an dich gedacht.
Das macht mich total verrückt.
Ich halte es kaum aus – ohne dich.
Ich kann es kaum erwarten, bis wir uns morgen wiedersehen.
Ich glaube, dass ich bis dahin nichts Vernünftiges
mehr zustande bringe.
Wie kann ich arbeiten und lernen,
wenn ich immer nur an dich denken muss?
Ich habe Stiche in der Brust, bin wie eingeschnürt.
Der Magen rumort. Ich habe keinen Appetit.
Ich kann kaum richtig atmen.
Alles in mir rast.
Ich schaue ständig auf die Uhr.
Ich denke voller Glück
an unser letztes Treffen am Sonntag zurück,
als du mich in den Arm genommen und geküsst hast.
Als du mir Komplimente gemacht hast,
mir sagtest, dass du noch nie so einen Menschen wie mich
kennengelernt hast.
Als du mir zu ersten Mal gesagt hast, dass du mich liebst.
Dass wir zwei für immer zusammen gehören.
Für immer und ewig. Dass wir unzertrennlich sind.
Dieser Moment war so schön, dass ich mir gewünscht hatte,
er möge nie enden.
Ich habe alles um mich herum vergessen.

Alle Probleme, die mich zuvor noch belasteten,
waren plötzlich wie weggeblasen.
Wie in einer Traumwelt. Wie in einer Götterwelt.
Einfach himmlisch.
Die Wolke sieben gehörte dir und mir.
Ich male mir jetzt ständig aus, wie es beim nächsten Mal wird.
Das macht mich verrückt. Ich stehe vor dem Zusammenbruch.
Ich denke nur noch an dich.
Ich will nie mehr ohne dich sein.
Ein Leben ohne dich bedeutet mir nichts mehr.
Ich bin so glücklich.
Hoffentlich ist bald Sonntag.
(Freitag, 21. Juli 1987)

Da ist er wieder. Dieser Schmerz.
Da nagt sie wieder. Diese Traurigkeit.
Da bohrt sie wieder. Diese Ratlosigkeit.
Da quält sie wieder. Diese erfolglose Suche nach Erklärungen.
Nein, es ist nicht schön, in alten Tagebüchern zu lesen.

IRRTUM

Vieles von dem, was man als lästiges MÜSSEN bezeichnet,
ist eigentlich ein privilegiertes DÜRFEN!
Niemand muss zur Arbeit. Man kann Zuhause bleiben. Und dann?
Niemand muss zur Schule. Man kann ohne Abschluss bleiben.
Und dann?

Unser Leben verliert diese selbsterklärte Last,
wenn wir uns Zeit nehmen,
uns kritisch von außen zu betrachten.
Mit den Augen derer, die gerne wollen, aber NICHT DÜRFEN.
Mit den Augen derer, die draußen bleiben MÜSSEN.
Mit den Augen derer, die keine Chance mehr haben,
sich entscheiden zu dürfen. Weil sie tot oder eingeschränkt sind.
Viele wären froh, MÜSSEN zu DÜRFEN.
Mit den Augen derer, die sofort mit uns tauschen würden,
wenn wir den von uns nicht gemochten Platz räumen.
Dann MÜSSEN wir endlich nicht mehr.,
Und sie DÜRFEN. Endlich.

Und dann?
Dann sind die Plätze eingenommen.

Von Menschen,
die endlich am ersehnten Ziel und dankbar sind.
Von Menschen,
denen der Spatz in der Hand lieber ist
als die Taube auf dem Dach.
Von Menschen,
die über den Tellerrand hinausschauen.
Von Menschen,
die bereit sind, sich zu quälen und zu verzichten,
weil sie wissen, dass Bequemlichkeit langfristig schädlich ist.
Von Menschen,
die wissen, dass jeder ersetzbar ist.
Von Menschen,
die die wahren Geschenke des Lebens erkennen.
Von Menschen,
die nichts für selbstverständlich halten.
Von Menschen,
die sich freuen zu geben und zu nehmen.
Von Menschen,
die verstanden haben, wie einzigartig beglückend das Leben ist,
wenn man sich jeden Tag erneut freuen darf,
dabei zu sein.

FRÜHER MORGEN

Ich wache auf.
„Oh, nein!"
Ich drehe mich wieder um
und ziehe die Bettdecke über den Kopf.
Ich will noch nicht aufstehen.
Zumindest nicht gleich und sofort.
Ich zögere hinaus,
verhandele mit mir.
Will Zeit schinden.
Will im Bett liegen bleiben.
Noch möglichst lange.
Am liebsten den ganzen Tag.
Nur nicht aufstehen.

Ich wache auf.
„Oh, nein!"
Ich bleibe liegen.
Ich möchte mich umdrehen.
Ich möchte am liebsten
die Bettdecke über den Kopf ziehen.
Ich möchte am liebsten sofort aufstehen.

Ich möchte keine Zeit schinden.
Ich möchte nicht hinauszögern.
Ich möchte ein Tagewerk beginnen.
Ich hätte viele Ideen.
Die Zeit würde kaum reichen.
Nur aufstehen.

Nur aufstehen geht nicht mehr.
Der Tag im Bett liegt
wie ein großer Zeitschatten auf meiner Seele.
Die Menschen sind blind.
Aufstehen ist ein Privileg.

NACHGEFRAGT

Normales Essen?
Normales Trinken?
Normales Sprechen?
Normales Schlafen?
Normales Ruhen?
Normales Bewegen?
Normales Atmen?
Was ist das?

Kurzsichtige Spielarten bestimmen das Leben
und nehmen uneingeschränkt Fahrt auf.

Leben?
Was ist das?

UNTERSCHIED

Die einen sind tagsüber in Schweiß gebadet,
um ihre kärgliche Existenz abzusichern.
Die anderen sind es in der Nacht,
wenn sie, sich in Angstschweiß wälzend,
grübeln oder albträumen,
dass sie von dem, was sie reichlich besitzen,
etwas verlieren könnten.

ANHALTEN

Es ist nicht selbstverständlich,
das Ziel zu erreichen
und unbeschadet anzukommen.
Ohne Sachschaden.
Ohne Körperschaden.
Ohne Seelenschaden.
Ohne Verletzung.
Ohne Verstümmelung.
Ohne Tod.

Es ist nicht selbstverständlich,
das Ziel erreicht zu haben
und unbeschadet angekommen zu sein.
Schalte den Motor aus,
bleibe sitzen
und halte einfach einmal still und inne.
Das Schicksal hat es wieder gut mit dir gemeint.
Es ist Zeit für ein Gebet.
Es ist nicht selbstverständlich zu danken!

GLÜCK

Du meinst, das Glück auf deiner Seite zu haben,
wenn dein Leben reibungslos verläuft.
Ohne Missgeschicke. Ohne Unglück. Ohne Versagen.
Du meinst, auf der Sonnenseite des Lebens zu stehen,
weil du es dir verdient hast. Weil es dir zusteht.
Du meinst, das Glück gehöre selbstverständlich zum Leben dazu.
Du meinst, das Glück müsse dem Gewinner
ein siamesischer Begleiter sein. Du irrst!
Glück widerfährt dem,
der Sonne und Regen erlebt.
Schatten und Licht.
Helligkeit und Dunkelheit.
Wärme und Kälte.
Sturm und Stille.
Freude und Trauer.
Erfolg und Misserfolg.
Gesundheit und Krankheit.
Gewinn und Verlust.
Hoffnung und Enttäuschung.
Glück widerfährt dem,
der beide Seiten des Lebens erfahren hat
und im Gleichgewicht geblieben ist.
Glück widerfährt dem,
dem es gelungen ist, Gegensätze zu balancieren.
Glück widerfährt dem,
der an einem guten Tag nicht abgehoben hat
und an einem schlechten Tag nicht liegen geblieben ist.

Glück widerfährt dem,
der demütig und dankbar geblieben ist
und weiß, wo seine Möglichkeiten und Grenzen sind.

Du hast das Glück auf deiner Seite,
wenn du mit Freude und Zufriedenheit deinen Tag nutzt.
Denn du lebst!
Du hast das Glück auf deiner Seite,
wenn du voller Hoffnung und Zuversicht nach vorne schaust.
Denn du darfst Pläne haben!

ERFÜLLUNG

Endlich ist sie da – die neue Zeit.
Die Sternstunde,
von der du seit Jahren geträumt hast.
Die Freiheit,
von der du dir seit Jahren viel versprochen hast.
Die Chancen,
die du endlich in vollen Zügen im Alltag nutzen willst.
Die Unabhängigkeit,
die deinem Leben neue Akzente setzen soll.
Die Befreiung,
die du dir von lästigen Pflichten schon immer gewünscht hast.
Die Erfüllung,
die du für viele aufgeschobene Wünsche und Ideen siehst.

Endlich ist sie da – die neue Zeit.
Du bist im Ruhestand.
Traumhaft? Frei? Unabhängig? Befreit? Erfüllt?

Täusche dich nicht.
Du bist nach wie vor ein Mensch,
der Grenzen zu beachten hat,
die durch Zeit, Raum und Energie gesetzt werden.

Zwar beginnt ein neuer Lebensabschnitt,
aber wieder einer voller Arbeit.

Arbeit an dir.
Arbeit an deiner Lebensplanung.
Arbeit an deiner Alltagsstruktur.
Arbeit an deiner Lebensphilosophie.
Arbeit an deinem Denken.
Arbeit an deinen Gefühlen.
Arbeit an deinem Tun.
Arbeit an deiner Achtsamkeit.
Arbeit wartet auf dich.
Jeder Tag ein neuer Arbeitstag.

Und an deiner Tür lauern schon
Öde, Langeweile, Leere, Sinnkrise,
Missstimmung, Unausgeglichenheit,
Krankheit, Stumpfsinn, Unzufriedenheit
und all ihre Freunde,
die wissen, wie man aus dem Himmel
die Hölle macht.
Die lästigen Unruhegeister proben ihre Tänze.

IMMER NACH VORNE

Vorhang auf.
Die Vorstellung beginnt.
Die Vorstellung als Gesellschaftsspiel.
Die Vorstellung als Lebenstraum.
Das Drehbuch reich gefüllt.

„Wenn ich mal groß bin",
träumt der Fünfjährige,
„möchte ich ein Auto haben,
viel Geld verdienen
und mir alles kaufen können,
was ich gerne hätte."

„In zwanzig Jahren",
nimmt sich der Fünfundzwanzigjährige vor,
„will ich es geschafft haben.
Meine Existenz gesichert.
Voll und fit im Saft des Lebens."

„Dann will ich endlich Zeit
für all die Dinge haben,
die ich schon immer gerne machen wollte.
Ich will frei sein,
tun und lassen können, was ich will",
freut sich der Fünfundvierzigjährige
auf den Ruhestand.

„Ich will noch viel erleben,
die Welt erkunden, meine Träume erfüllen,
mich belohnen, für das, was ich geleistet habe",
nimmt sich der Fünfundsechzigjährige vor.
„Ich will auf meine Gesundheit achten,
die Jahre nutzen, die hoffentlich noch vor mir liegen,."

Und dann ist man 85 Jahre alt.
Ganz oben auf dem Zettel steht: Mit 105?
Die Phantasie kollabiert.
Das Zeitfenster ist geschlossen.
Das Drehbuch bleibt ein weißes Blatt.
Vorstellung beendet.
Der Vorhang fällt.

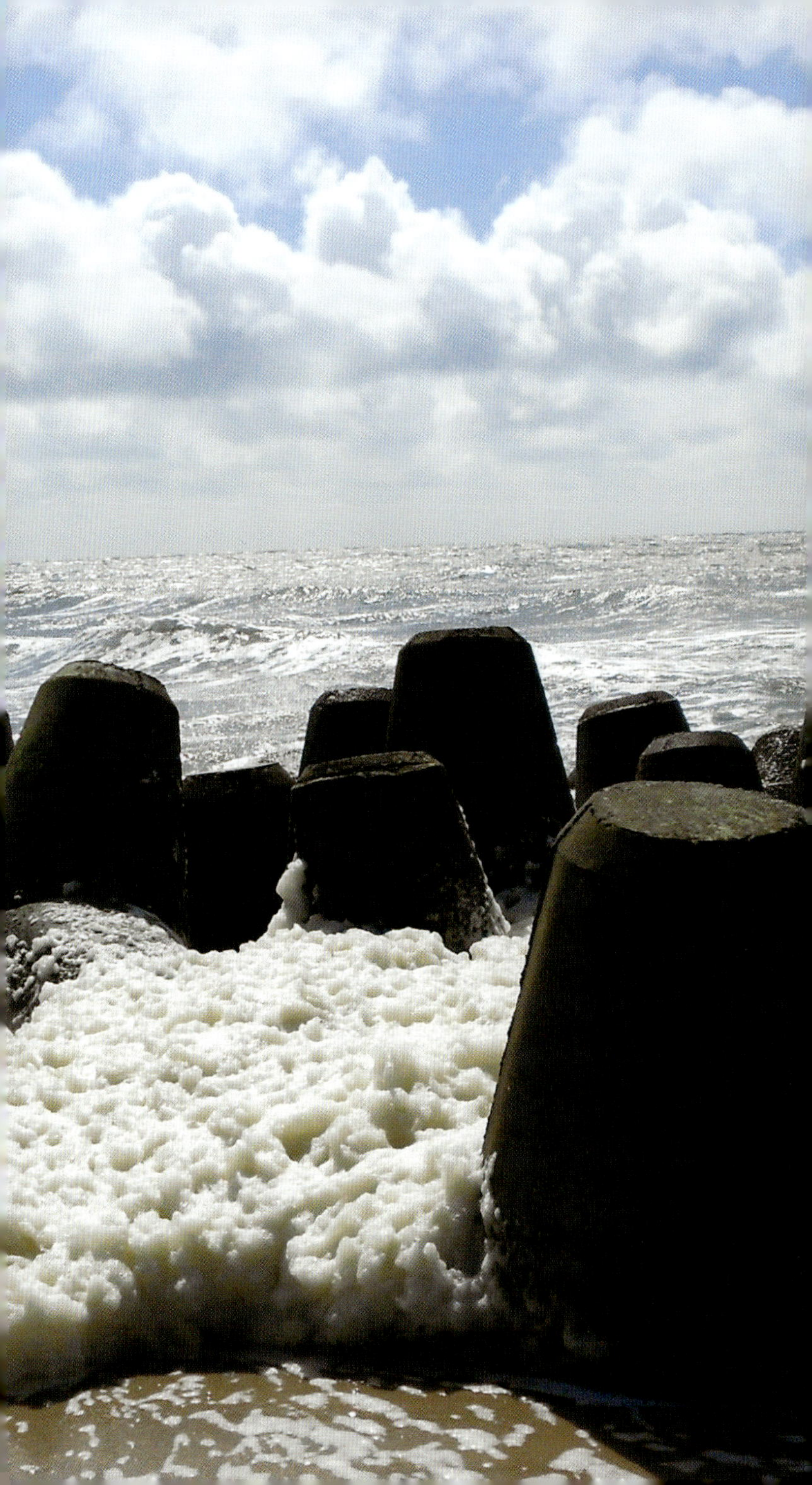

AM ABEND

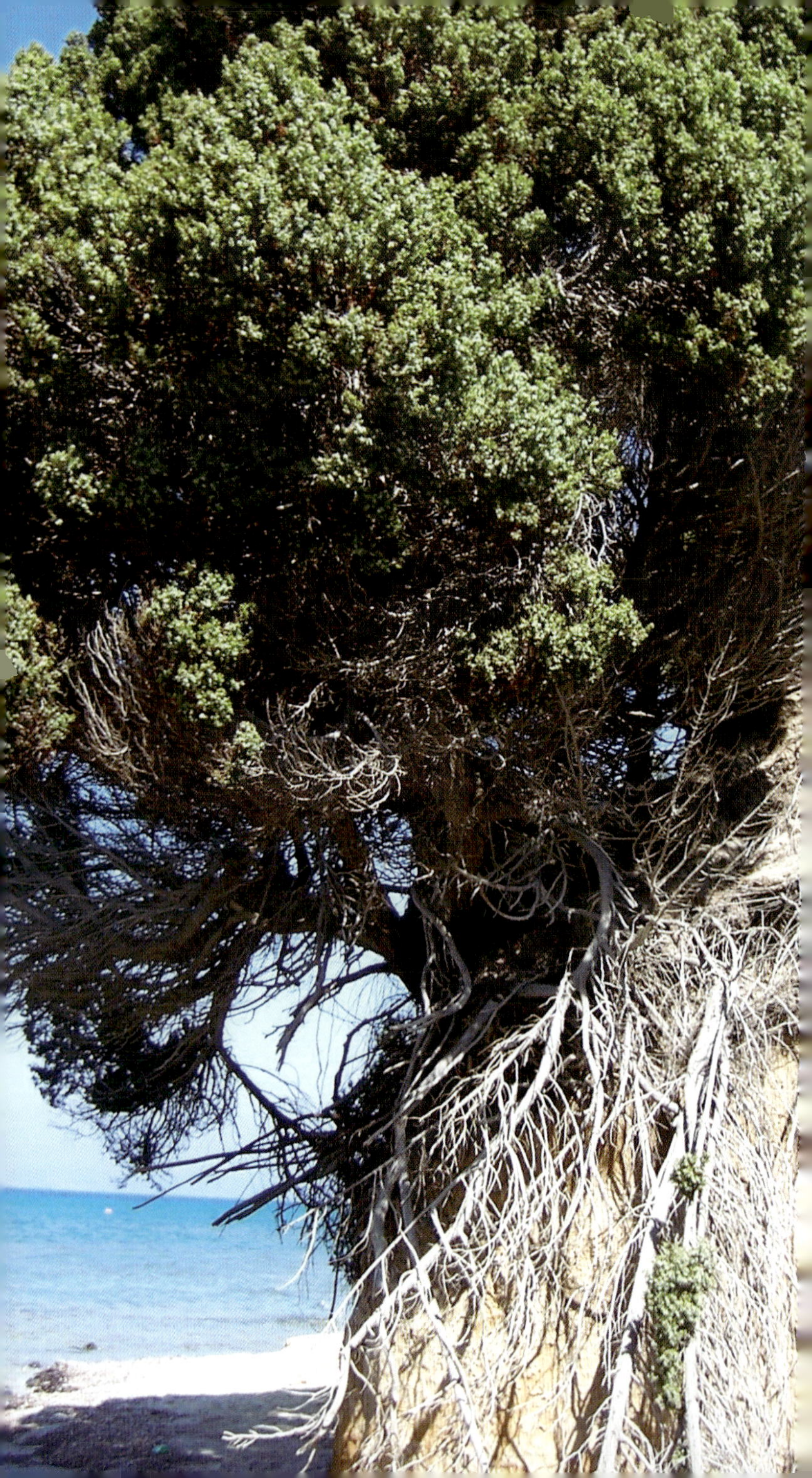

MESSEN

Alles Vergängliche ist messbar.
In Zeit. In Gewicht. In Breite, Länge, Höhe und Tiefe.
In Entfernung. In Temperatur. In Geschwindigkeit.
In Geldwert.
Alles Vergängliche ist messbar.

Aber für das Unvergängliche gibt es keine Maßeinheit.
Wir kennen weder Anfang noch Ende.

BEGEGNUNG

Dieser Tag
ist wieder einer von den ganz besonderen.
Ein emotionaler Tag.
Einzigartig.
Nicht wiederholbar.
Ich spüre diese Intensität.
In mir wühlt es.
Erinnerungen.
Visionen.
Hoffnungen.
Träume.
Ängste.
Stolz.

Einschulungstag.
Wieder wird ein Staffelholz weitergegeben.
Wieder geht eine Kindheit in die nächste Runde.
Wieder ist alles offen.
Wieder die Sorge, ob alles klappt.
Wieder die Erkenntnis,
dass alles in Gottes Hand liegt.

Ich suche den Raum für meine Emotionen.
Ich vereinzelne mich.
Ich folge plötzlich einer Eingebung:
„Geh mal ein paar Schritte weg!"
Ich schaue fasziniert auf einen Baumstamm.
Irgendwie zieht er mich an.

Ich erkenne ein Muster in der Rinde.
Etwas Besonderes.
Ich weiß nicht genau was.
Ich hole die Kamera
und fotografiere.

Ich betrachte das Foto.
Bin erschüttert.
Und überwältigt.
Mein Auge fixiert das Bild.
Ganz deutlich.
Unauslöschlich.
Ich erkenne das Antlitz von Jesus.
Ganz deutlich.
Ganz unerwartet.

Ich spüre in diesem Moment Gott in meiner Nähe.
In diesem Moment voller Emotion.
In diesem Moment, in dem mir unzweifelhaft bewusst ist,
dass unsere Zukunft und die der Kinder
ganz allein in seinen Händen liegt.
„Herr, ich danke dir für dein Zeichen!
Du bist wieder und immer da und beschützt.
Unsichtbar, aber für den spürbar,
der an dich glaubt."

Déjà-vu. Déjà-vu.
„Jesu, geh voran auf der Lebensbahn!",
sang ich bei meiner Einschulung.

KINO 1

Altes Foto entdeckt:
Lehrerkollegium
vor 50 Jahren.
Gesichter.
Geschichten.
Erinnerungen.
Assoziationen.
Momente.
Bilder.
Gefühle.
Glückshormone.
Freude.
Energie.
Innehalten.
Wehmut.
Redefluss.
Déjà-vu.
Jugendzeit.
Rückblick.
Träume.
Pläne.
Bilanz.
Zufriedenheit.
Dankbarkeit.

Altes Ego entdeckt:
Ich vor 50 Jahren.

DEFLORATION

Dann kam der Moment.
Völlig unerwartet.
Irgendwann würde er kommen.
Das war klar.
Das war vorhersehbar.
Das gehört zum Leben dazu.
Aber dann, als er kam,
traf er wie ein Blitz.
Nicht gefährlich,
sondern erhellend
und elektrisierend.
Nicht traumatisch,
sondern ehrlich
und witzig.
Nicht böse gemeint,
sondern beschreibend
und treffend.

Und dies in einer
völlig entspannten Situation.
In einem Moment
genussvollen Treibens
und meditativer Versunkenheit.
In einem Moment
von Verträumtheit
und belebender Phantasie.

In einem Moment
wunderbarer Harmonie
von Körper, Seele und Geist.
In einem Moment
vollkommener Balance
zwischen Innenwelt und Außenwelt.
In einem Moment
voller wohliger Wärme
mitten im thermalen Entspannungsbecken.
In einem Moment
bewusster Sinneskonzentration
mit geschlossenen Augen.

„Guck mal, der Opa schläft!"
Ein Satz aus jungem Kindermund.
Ein Satz aus vollem Herzen.
Ein Satz mit sprachlicher Prägnanz.
Ein Satz, der Augen öffnet.
Ein Satz, der einer neuen Lebensstufe gilt.
Ein Satz, der einen Eindruck vom Ausdruck formt.
Ein Satz, der ohne Umschweife zeigt,
dass man im Alter angekommen ist.
Unverfälscht. Ungeschminkt. Unkompliziert.
Ausdrucksstark. Natürlich. Echt.

Mit geöffneten Augen
geht der Blick in ein neues Zeitalter.
Eben noch ein gefühlter Midlifer.
Jetzt ein enttarnter Oldie.
Aus dem Wasser ragt ein Kopf.
Ein Glatzenkopf.
Ein Alter-Mann-Kopf.
Ein Opa-Kopf.
Von nun an ist nichts mehr wie vorher.
Die Akzeptanz der Wirklichkeit steht an.
Ich will darum kein Kindskopf sein
und ab sofort die neue Rolle leben.

Wie wahr, mein Kind,
aber der Opa schläft nicht,
nein, er ruht nur und genießt.
So wie es gleich die Mutter richtig stellte,
ohne das Wort „Opa" zu wiederholen.

Nun ist dieser Moment Geschichte.
Nun war er da,
ganz unerwartet und ganz ohne Schmerz.
Im Gegenteil.
Der Opa konnte schmunzeln
und dann erneut die Augen schließen.
„Es war vollbracht!"

SOS

Irgendwann schreit der Körper um Hilfe.
Er hat Angst, dass wir ihn verhungern und verdursten lassen.
Er merkt, dass er uns nicht mehr viel bedeutet,
denn wir verschwenden unsere Zeit für sinnloses Tun,
das uns berauscht.
Er hat Angst, dass wir ihn nur noch zum Funktionieren zwingen -
über seine Belastungsgrenzen hinaus.
Er spürt, dass wir nicht mehr zur Ruhe kommen wollen,
denn wir sind getrieben von der Angst, etwas zu verpassen.

Irgendwann schreit unsere Seele um Hilfe.
Sie hat Angst, dass wir sie ohne Unterlass
überfordern und missachten.
Sie merkt, dass wir so tun, als gäbe es keine Grenzen,
weil wir ständig unsere Möglichkeiten überschätzen und
die Risiken und Gefahren unterschätzen.
Sie spürt, dass wir nicht mehr achtsam sind,
nicht mehr genügend im Gleichgewicht
und nicht mehr innehalten,
denn wir sind getrieben von der Angst,
als Schwächling und Verlierer zu gelten.

Irgendwann schreit jemand unseren Namen.
Wir schreien um Hilfe, sind entsetzt und voller Panik,
denn wir merken, dass wir nicht wirklich gelebt haben.
Hätten wir doch die Gebrauchsanleitung gelesen!

SCHATTENSEITEN

Ich habe viele verheimlichte Schmerzen,
will das aber niemandem sagen.
Es wird mich sowieso niemand verstehen.
Man würde sie mir nur ausreden wollen.
Meine Schmerzen bleiben bei mir.

Ich habe viele verheimlichte Alpträume,
will das aber niemandem sagen.
Es wird mich sowieso niemand verstehen.
Man würde sie mir nur ausreden wollen.
Meine Alpträume bleiben bei mir.

Ich habe viele verheimlichte Misserfolge,
will das aber niemandem sagen.
Es wird mich sowieso niemand verstehen.
Man würde sie mir nur ausreden wollen.
Meine Misserfolge bleiben bei mir

Ich habe viele verheimlichte schlimme Gedanken,
will das aber niemandem sagen.
Es wird mich sowieso niemand verstehen.
Man würde sie mir nur ausreden wollen.
Meine schlimmen Gedanken bleiben bei mir.

Ich habe viel verheimlichtes Misstrauen,
will das aber niemandem sagen.
Es wird mich sowieso niemand verstehen.
Man würde es mir nur ausreden wollen.
Mein Misstrauen bleibt bei mir.

Ich habe viel verheimlichte Einsamkeit,
will das aber niemandem sagen.
Es wird mich sowieso niemand verstehen.
Man würde sie mir nur ausreden wollen.
Meine Einsamkeit bleibt bei mir.

Ich habe viel verheimlichten Lebensüberdruss,
will das aber niemandem sagen.
Es wird mich sowieso niemand verstehen.
Man würde ihn mir nur ausreden wollen.
Mein Lebensüberdruss bleibt bei mir.

Ich habe viele verheimlichte Pläne,
will das aber niemandem sagen.
Es wird mich sowieso niemand verstehen.
Man würde sie mir nur ausreden wollen.
Meine Pläne bleiben bei mir.

„Umgebracht? Wie, das kann doch nicht sein!
Er war doch immer so freundlich und gut gelaunt.
So umgänglich. Eine Seele von einem Menschen.
Wie konnte das nur passieren?
Warum hat er nie etwas gesagt?
Unfassbar!“

WAHRSCHEINLICH SO

Unter den Helmen
auf den schmucklosen Kreuzen
herrschte viel Zwiespalt.
Lähmte die Angst.
Peinigte der Schmerz.
Quälte die Einsamkeit.
Keimte die Hoffnung.
Schwoll das Heimweh.
Schmerzte die Not.
Nagte der Zweifel.
Bohrte die Wut.
Wuchs der Hass.
Schmolz das Mitleid.
Ängstigte der Tod.

Unter den Helmen
auf den schmucklosen Kreuzen
steckten menschliche Köpfe,
denen lautes Denken und ehrliches, offenes Fühlen
verboten waren.

BRENNENDE FRAGEN

Ich bin traurig.
Total traurig
und verzweifelt.
Was ist aus dir geworden, Mensch?
Was machst du mit mir, Mensch?
Was treibt dich?
Was soll das?

Wofür?
Ich bin traurig.
Total traurig
und verzweifelt.
Gilt denn nichts mehr von dem,
was früher ein zuverlässiges Miteinander
ausgezeichnet hat?
Verständnis, Empathie, Partnerschaft,
Vertrauen, Sicherheit, Wechselseitigkeit.

Ich bin traurig.
Total traurig
und verzweifelt.
Worum geht es dir, Mensch?
Nur noch um rücksichtslosen Profit?
Nur noch um Geld, Reichtum, Ansehen?
Gibt es nichts anderes mehr?

Ich bin traurig.
Total traurig
und verzweifelt.
Spürst nicht auch du das Verlorensein, Mensch?
Bedrückt nicht auch dich die Einsamkeit, Mensch?
Merkst nicht auch du, Mensch,
dass es immer kälter wird im Kontakt?
Ungnädiger und unbarmherziger?

Ich bin traurig.
Total traurig
und verzweifelt.
Spürst nicht auch du die ständige Angst, Mensch?
Quälen nicht auch dich
die Oberflächlichkeiten und Gleichgültigkeiten im Alltag?
Wo sind Liebe, Mitgefühl, Demut
und Dankbarkeit geblieben?
Ich bin traurig.
Total traurig
und verzweifelt.
Ich habe Angst vor der Zukunft.
Ich sorge mich, dass das Miteinander
immer mehr aus den Fugen gerät,
und wir uns alle fremd werden, Mensch.

Ich bin traurig.
Total traurig
und verzweifelt.
Was ist aus uns geworden, Mensch?
Was machen wir mit uns, Mensch?
Was treibt uns an?
Was soll das?
Wofür?

UNBELÄSTIGT

Ich sitze Zuhause.
Totale Ruhe.
Keiner will etwas von mir.
Kein Telefon. Kein Klingeln an der Tür. Nichts.

Ich sitze im Sessel.
Totale Freiheit.
Keiner belästigt mich.
Die Fernbedienungen gehören mir.

Ich schaue an die Wand.
Totale Traumwelt.
Keiner stört mein Grübeln.
Meine Phantasie hat freien Lauf.

Ich habe Zeit.
Totale Endlosigkeit.
Keiner drängelt, keiner drängt mich.
Mein Terminkalender macht keinen Stress.
Paradiesisch!?

Um 18 Uhr kommt die Gemeindeschwester.
Sie hat einen Wohnungsschlüssel.
Wir haben alles im Griff.
Dann bin ich wieder alleine.

Ich liege im Bett.
Totale Ruhe.

KINO 2

Der Blick ist atemberaubend.
Nicht nur bei geöffnetem Fenster,
wenn alles um mich herum zum Greifen nahe scheint.
Rechts hinten zwischen den zwei verschieferten Giebeln
des alten Rathauses
bestimmt der Turm der Stadtkirche das Panorama.
Ich sehe durch die schmalen Fensternischen die Glocke „Anna",
die mit ihrem hellen Schlag zur Messe ruft.
Daneben weit am Horizont den Sendeturm,
der bei Dunkelheit mit kleinen, roten Lampen erhellt wird.
Wenn ich den Kopf weiter vor über die Brüstung recke,
schaue ich nach unten auf die belebte Einkaufsstraße,
auf der jeden Tag dichte Menschentrauben unterwegs sind,
solange die Geschäfte geöffnet haben.
Im Frühjahr verleihen die blühenden Kastanienbäume
der Straße einen ganz besonderen Flair.
Ihr süßlicher Duft strömt bis hinauf in meine Dachwohnung.
Ich schließe die Augen. Atme tief ein.
Herrlich!

Ich genieße auch den Blick nach unten,
wenn es regnet und die niederprasselnden Tropfen
auf dem Asphalt hüpfen.
Wenn sie nach einiger Zeit kleine Pfützen und Rinnsale bilden.
Eben noch war alles trocken,
nun regieren kleine Wasserstraßen.
Manchmal hüpft ein Kind hinein.
Und es spritzt. Und das Kind freut sich.
Nicht aber der erwachsene Begleiter.
Ich beobachte die Menschen mit und ohne Regenschirm,
wie sie in hektisches Eilen verfallen.
Wie Ameisen, denen man ein Stöckchen
auf ihren Haufen geworfen hat.

Geradezu ins Schwärmen komme ich,
wenn ich den Himmel in sternenklarer Nacht
ungestört beobachten kann,
förmlich mit ihm verschmelze.
Nur der Himmel und ich. Ein Traumpaar!
Sternenbilder. Himmelsbilder. Traumbilder.

Unbeschreibliche Glücksgefühle überfluten mich,
wenn ich morgens am Frühstückstisch
von den wärmenden Sonnenstrahlen begrüßt werde,
deren Helligkeit mein Wohnzimmer in ein
paradiesisches Licht taucht.
Von der Sonne ohne Umschweife direkt zu mir, die ruft:
„Hallo Sonnenkind, heute schenke ich dir einen schönen Tag!"
An warmen Tagen dringt das Glücksgefühl der Menschen
dort unten hoch zu mir.
Ich kann das pulsierende Leben spüren, hören, sehen, riechen.
Das Leben ist mit den Händen zu greifen.

Welch ein Privileg, welch ein Segen,
diese Momente bewusst zu genießen.
Sie in sich aufzusaugen. Aus ihnen unvergessliche Momente
zu machen.
Momente, die mir niemand nehmen kann.
Momente, die sich ganz tief in mir eingemeißelt haben.
Momente, die mir gehören.
Momente, die mir gut tun und immer gut getan haben.
Momente, an die ich mich in ganzer Fülle und Lebendigkeit
erinnern kann.
Einzigartige Glücksmomente!
Momente für die Ewigkeit!

Ich bin dankbar dafür, mir stets die Zeit genommen zu haben,
diese Momente ganz intensiv wahrzunehmen und zu genießen.
Ich bin dankbar dafür, nur selten der Hektik des Augenblicks
und den Forderungen der Aufgaben Vorrang gegeben zu haben.
Ich bin dankbar dafür, mir Zeit gelassen zu haben,
mich in meiner Umgebung wohlzufühlen
und mit all meinen Sinnen intensiv zu leben.
Es sind meine Bilder.
Es sind meine Gerüche.
Es sind meine Geräusche.
Es sind meine Handgriffe.
Es sind meine Filme,
die Tag für Tag im Großformat in mir ablaufen
und mir helfen.
Diese Filme kann mir niemand nehmen.

Und besonders jetzt nicht mehr, wo ich ans Bett gefesselt bin.
Es ist mein Leben.
Das ist mein Leben.
Das ist mein Kino.

HEUTE IST MEIN TAG

Früher als sonst wache ich auf.
Es ist schon hell. Ein sonniger Tag kündigt sich an.
Ein freundliches „Hallo" schallt mir entgegen,
als die anderen bemerken, dass ich nicht mehr schlafe.
„Das wird bestimmt ein guter Tag!",
versichert mir mein Gegenüber.
Alle sind freundlich und zugewandt.
Ich scheine im Mittelpunkt zu stehen.
Ich höre nur Komplimente und Aufmunterungen.
„Gut, siehst du aus!" „Das wird schon!"
Was soll man an so einem wichtigen Tag auch anderes sagen?

Ich höre in mich hinein.
Da sieht es völlig anders aus.
Zweifel, Angst, Panik. Aberglauben.
„Man soll den Tag nicht vor dem Abend loben!"
Ich starre an die Decke.
Nie hätte ich gedacht, dass sich die Situation für mich so anfühlt.
Ich hätte die Hand dafür ins Feuer gelegt, dass ich stärker bin.
Und nun bin ich ein kleines Häufchen Elend.
Nein, ein großes. Und das als Mann. Peinlich.
„Willst du dieses Jahr wieder an die See fahren?"
Mein Nachbar unterbricht mit dieser Frage mein Grübeln.
„Ich weiß noch nicht, mal sehen, wahrscheinlich nicht."
Meine Antwort ist nicht wirklich überlegt.
Automatisiert. Eher eine Floskel im Small Talk.
„Du hast es dir aber doch verdient",
setzt der andere nach. „Das wird schon."

Eigentlich ist es mir jetzt egal.
Alles egal. Urlaub. Schönes Wetter. Small Talk. Alles egal.
Es gibt im Moment einfach Wichtigeres, das mich beschäftigt.
Nein, nicht nur jetzt, sondern schon die ganze Zeit.
Und jeder hier weiß das. Oder besser gesagt, sollte es wissen.
Nun, sie meinen es ja gut. Sie wollen mir nur helfen.
Und ich merke natürlich auch, dass mir Ablenkung gut tut.
Habe aber auch gleichzeitig einen großen Wunsch nach Abstand.
Ich möchte mit mir allein sein.
Ich möchte in Ruhe gelassen werden.
Mich mit meinen Gedanken beschäftigen können.
„Du hast es so gewollt. Basta.
Du hättest dich auch anders entscheiden können.
Aber du wolltest es so. Basta!"
Die Stimmen in mir spielen wieder „Pro und Contra".
Ihr beliebtes Spiel der letzten Wochen.
Vor allem der letzten Tage.
Sie geben einfach keine Ruhe.
Ich muss jetzt ein Machtwort sprechen:
„Schluss jetzt. Es ist, wie es ist. Es kommt, wie es kommen soll!"

Die Tür geht auf. Sie sind da.
„Na, dann wollen wir mal. Auf geht's!"
Jetzt wartet der Schneider mit dem Messer auf mich.
Hoffentlich nicht der Schnitter mit der Sense.
Ich kann nichts mehr tun.
Ich bin ausgeliefert.
Ich hoffe, dass die anderen ihren Job gut machen.

Ich bete.
Ich nehme nichts mehr um mich herum wirklich wahr.
Tunnelblick. Hypnotisiert.
Auf Wiedersehen!
Auf Wiedersehen?

TRÜGERISCH

Und schon wieder heute
ringsherum nur alte Leute.
UND AUCH ICH
genieß' die Wärme
in der Therme.
Ist es die Ruhe vor dem Sturm?
Dem Sturm des Sterbens und des Todes?
Oder die Ruhe nach dem Sturm?
Dem Sturm der Geschäftigkeit und Getriebenheit?
Ich möchte die Ruhe im Sturm.
Dem Sturm des Lebens, der Neugierde und Bereicherung.

KRAFTAKT

Kampf gegen die Uhr?
Gegen welche Uhr denn?
Die Wanduhr?
Die Sanduhr?
Die Kuckucksuhr?
Die Armbanduhr?
Die Stoppuhr?

Kampf gegen die Zeit?
Gegen welche Zeit denn?
Die Tageszeit?
Die Freizeit?
Die Arbeitszeit?
Die Jahreszeit?
Die Lebenszeit?

Kampf gegen sich selbst?
Gegen welches Selbst denn?
Das jetzige Selbst?
Das alte Selbst?
Das erhoffte Selbst?
Das vernachlässigte Selbst?
Das neugierige Selbst?

Kampf gegen etwas
oder Kampf für etwas?
Für eine Hoffnung?
Für ein Ziel?
Für etwas Neues?
Für etwas Bereicherndes?
Für einen Vorwärtsschritt?

Wir müssen ein positives Kampfziel finden.

Der Kampf gegen die Zeit ist so unerbittlich aussichtslos
wie der Kampf gegen die Luft.
Der Kampf muss immer ein Kampf sein
gegen unsere ineffektiven Gewohnheiten,
die verhindern, dass wir die ständigen Angebote der Natur
und des Lebens nicht genügend nutzen.
Der Kampf spielt sich immer in uns selbst ab.
Es sollte aber im Grund genommen rasch ein Kampf für etwas
und nicht nur gegen etwas sein.

INNIGER WUNSCH

Ich will einfach nur mal meine Ruhe haben.
Einfach nur mal Ruhe.
Einfach mal Ruhe.
Ruhe. Ruhe. Ruhe.
Einfach nur mal in Frieden gelassen werden.

Ich will einfach nur mal meine Ruhe haben.
Ohne Erwartung von außen.
Ohne Forderungen. Ohne Druck.
Keiner soll etwas von mir wollen.
Ich will nichts hören und nichts sehen.
Ich will nicht ständig zuhören müssen.
Ich will nicht dauernd hinsehen müssen.
Nicht Dinge anhören sollen,
die mich überhaupt nicht betreffen.
Mir nicht über Ereignisse Gedanken machen sollen,
die mich nicht wirklich interessieren.
Keine Zeit mehr opfern müssen,
um mir Erlebnisse oder Probleme
von Leuten anzuhören, die ich weder kenne
noch kennen lernen werde.
Keine Geschichten mehr von Leuten anhören müssen,
die mir völlig egal sind.

Ich will einfach nur mal meine Ruhe haben.
Ich will mir keinen Kopf machen müssen
oder mich zu Dingen äußern,
für die ich keinerlei Verantwortung trage.
Weder für das Zustandekommen der Probleme
noch für die Konsequenzen aus schlechten Lösungen.
Ich möchte nicht ständig griffbereit
und abrufbereit sein müssen,
wenn anderen einfällt, mich zu kontaktieren.
Ich will nicht dauernd überflutet werden
mit unwichtigen, belanglosen
und oberflächlichen Informationen,
bloß weil ich bei irgendjemandem auf dem Verteiler stehe.
Ich will keinen Tratsch und Klatsch hören,
keine Intrigen und Halbwahrheiten.
Ich will nicht in Konflikte anderer hineingezogen werden,
mich in keine Parteinahme drängen lassen.
Ich will nicht rund um die Uhr online sein müssen.
Kein ständiges Standby leben.

Ich will einfach nur mal meine Ruhe haben.
Ich will mich einfach mal ausklinken.
Mich um nichts kümmern müssen.
Mir keine Gedanken aus der Welt anderer machen.
Und das ohne schlechtes Gewissen.

Ich will auch mal wieder mein eigenes Leben leben.
Ich will auch mal wieder
die wunderbaren Möglichkeiten und Freiheiten nutzen,
die ich habe.
Die ich mir erarbeitet habe.
Die ich mir verdient habe.
Die ich mir gönnen darf.
Die ich genießen darf.

Ich will einfach nur mal meine Ruhe haben.
Ich will einfach nur mal Abstand haben.
Damit will ich aber niemanden ärgern
und niemandem wehtun.
Es ist auch kein Akt von Unhöflichkeit, Verärgerung oder Zorn.
Ich will mich ja nicht auf Dauer entziehen
oder mich aus den Kontakten für immer verabschieden.
Ich will weiterhin Freund und Ansprechpartner bleiben
und mich meiner Verantwortung stellen.
Aber nicht ständig, überall und für jeden.

Ich will einfach nur mal meine Ruhe haben.
Ich will mal eine Auszeit.
Ich will meine Seele baumeln lassen.
Mal wieder zu mir selbst kommen.
Zeit haben, mich mit mir selbst zu beschäftigen.
Mal wieder mit mir selbst ins Gespräch kommen.
Die Gedanken treiben lassen.
Meiner Phantasie freien Lauf lassen.

Eigene Akzente setzen.
Mir Zeit für mich lassen.
In Ruhe und ungestört.
Kontakte pflegen in meiner kleinen Innenwelt.
Kontakte zu Körper, Seele und Geist.
In mich hineinhören und mich
mit deren leisen Botschaften befassen.
„Hallo, Körper! Hallo, Seele! Hallo, Geist!
Jetzt sind wir dran!"
Und das ohne Hektik. Ohne Unterbrechung. Ohne Ablenkung.
Mit Tiefgang. Mit langer Weile. Mit Geduld.
Nur ich mit mir.
Endlich in Ruhe und in Ruhe gelassen.
Gelassen mit Ruhe.
Licht aus. Kerze an.

GERECHTIGKEIT

Jeder Mensch
hat nur ein einziges Leben.
Eine einzige begrenzte Lebenszeit.
Zu viele Menschen
müssen dieses kostbare Kapital herschenken,
damit es anderen gut gehen kann.
Einigen wenigen
sogar unnötigerweise übermäßig gut.
Vielleicht hilft diesen Menschen,
die Tag für Tag verzichten müssen
und gleichzeitig mit den anderen konfrontiert sind,
die Hoffnung auf ausgleichende Gerechtigkeit.
Dass nämlich die Rollen nach dem Tod vertauscht werden.
Und dann für alle Ewigkeit.
Unumkehrbar.

VOLL STIMMIG

Der Text ist gut.
Klar und verständlich.
Exakt in Form und Formulierung.
Nichts Wichtiges wurde vergessen.
Auch bei Punkt und Komma ist alles optimal.
Alles klar ausformuliert.
Ein Jeder weiß, worum es geht.
Die Rollen und Akteure sind klar benannt.
Genau so, wie ich es mir immer vorgestellt habe,
wurde es exakt Schwarz auf Weiß auf Papier gebracht.

Ich hatte viel hin und her überlegt.
Alles sollte gut zusammen passen.
Nichts unter den Tisch fallen.
Nun bin ich zufrieden und beruhigt.
Jetzt kann nichts mehr schief gehen.
Wie gut, dass ich meine Gedanken vorher
immer sofort notiert hatte,
damit alles bedacht werden konnte
und nichts vergessen wurde.
Alles ist nun geordnet und in eine verständliche Form gebracht.
Das war mir immer wichtig.
Stümperhaftigkeit, Oberflächlichkeit und Beliebigkeit
mochte ich noch nie.
Alles sollte und musste in Inhalt und Ablauf
den Gegebenheiten entsprechen.

Ich habe den Text inzwischen wiederholt
gründlich durchgelesen.
Es ist kein Schauspieltext.
Ich muss ihn nicht auswendig lernen.
Es ist ein Vorlesetext.
Er handelt von mir.
Es ist ein ganz und gar persönlicher Text.
Ein sehr persönlicher Text
mit der einen und anderen überraschenden Wende.
Manchem Zuhörer wird er sicher sehr viel Freude machen,
dem einen und anderen mit Sicherheit weniger gefallen.
Doch damit werde ich wohl leben können,
denn um diese unterschiedlichen Reaktionen
habe ich von vornherein gewusst.
Im Übrigen kann es mir auch egal sein,
mich werden negative Reaktionen nicht mehr aufregen.
Ich lasse den Dingen ihren Lauf und bleibe auf Distanz.

„Wenn so alles in Ordnung ist,
dann unterschreiben Sie hier unten mit Ihrem vollen Namen“,
sagt der Notar.
„Nur dann ist das Testament auch gültig.“
Ich tu es, wie gefordert, mit Akribie.
Die Würfel sind gefallen.

ES IST DER WEG

Das Leben ist eine Hügellandschaft.
Schritt für Schritt meistern wir die Steigung.
Schritt für Schritt freuen wir uns auf den Moment,
wenn der Gipfel bezwungen ist
und die verdiente Rückkehr zum Basislager erfolgt,
wo wir bestärkt unsere wunderbaren Erfahrungen verarbeiten.

Das Leben ist eine Hügellandschaft.
Schritt für Schritt begleiten uns erfahrene Weggenossen.
Schritt für Schritt erfreuen wir uns gemeinsam,
wie wunderbar uns die neuen Erfahrungen bereichern.
Erfahrungen, die wir für das Erwandern
der nächsten Hügel nutzen können.

Das Leben ist eine Hügellandschaft.
Schritt für Schritt ermüden irgendwann die Beine.
Schritt für Schritt verlassen uns irgendwann
die seelischen Kräfte.
Dann merken wir immer öfter,
dass der Gipfel in weitere Ferne rückt
und wir am liebsten auf der Stelle verharren
und erschöpft und enttäuscht wieder umkehren möchten.

Das Leben ist eine Hügellandschaft.
Schritt für Schritt begleiten uns manchmal unwillige,
unerfahrene Wanderer.
Schritt für Schritt machen sie uns
den vorgesehenen Weg schwer,
nehmen uns das Vergnügen und den Mut
an der Unternehmung
und stecken uns an, so dass wir alles
als Last und Überforderung erleben.

Das Leben wird eine Bergwanderung.
Schritt für Schritt erleben wir die Mühsal
und das Erlahmen all unserer Kräfte.
Schritt für Schritt schwindet unsere Hoffnung,
jemals den Gipfel alleine und ohne fremde Hilfe zu erreichen.

Das Leben wird eine Bergwanderung.
Schritt für Schritt schwinden unsere Kräfte,
allein schon beim Gedanken an den Weg, der vor uns liegt.
Schritt für Schritt verdüstert unsere Seele,
wenn wir an die Anstrengungen denken, die auf uns warten.

Irgendwann spürst du,
dass ein immer mächtigerer Berg vor dir liegt.
Ein Vieltausender.
Höher und stärker als deine nachlassenden Kräfte zulassen.
Aufgetürmt durch Misserfolge, Enttäuschungen,
Verletzungen, Entmutigungen, Ängste und Verzagen.

Der Berg ist dein bis hierhin gelebtes Leben.
Der Berg bist du.
Die steile Felswand bist du.
Der Berg ist der Müllberg deines Lebens.
Sortiere. Entsorge. Enttürme. Entscheide.

Das Leben kann immer eine Hügellandschaft sein.
Und du ein Wanderer. Kein Bergsteiger.

BLICKRICHTUNG

Ich will loslassen.
Der Blick geht nach vorne.
Ich will neugierig sein.
Ich will mich überraschen lassen.
Ich bin gespannt, auf all das,
was neu für mich ist.
Anregend. Belebend.

Ich will loslassen.
Der Blick bleibt vorne.
Ich will kein Selbstmitleid.
Ich will keine Wehmut.
Ich will das Schicksal nicht anklagen.
Ich will kein Vergrübeln.
Keine Traurigkeit. Keinen Rückzug.

Ich will loslassen.
Der Blick geht rundum.
Ich will Lebendigkeit nutzen.
Ich will den Augenblick genießen.
Ich will achtsam sein.
Ich will mich freuen.
Aufnehmend. Fasziniert.

Ich will loslassen.
Der Blick geht nach innen.
Ich will das sehen, was ich habe.
Ich will das sehen, was ich kann.
Ich will das sehen, was mir bleibt.
Ich will das sehen, was mich unterscheidet.
Wertschätzend. Dankbar.

Ich will loslassen.
Ich habe mich und mein Leben
im Blick.
Ich will neugierig sein.
Ich will kein Selbstmitleid.
Ich will Lebendigkeit nutzen.
Ich will das sehen, was ich habe,
was ich kann und was mir dennoch bleibt.
Ich will selbst für mich entscheiden.
Ich bejahe meinen neuen Lebensabschnitt:
Ich gehe ins Altersheim.

ERWACHEN

Ich dachte immer, dass ich dir etwas bedeute.
Deine Aussagen und dein Verhalten
ließen mich nie an meinem Eindruck zweifeln.
Ich dachte immer, dass wir ehrlich und offen
miteinander umgehen.
Deine Aussagen und dein Verhalten
ließen mich nie an meinem Eindruck zweifeln.
Ich dachte immer, dass du zu dem stehst,
was du über andere denkst.
Deine Aussagen und dein Verhalten
ließen mich nie an meinem Eindruck zweifeln.
Ich dachte immer, dass ich mich auf dich verlassen kann.
Deine Aussagen und dein Verhalten
ließen mich nie an meinem Eindruck zweifeln.
Ich dachte immer, dass du ein charakterstarker Mensch bist.
Deine Aussagen und dein Verhalten
ließen mich nie an meinem Eindruck zweifeln.
Ich dachte immer, dass Fairness und Gerechtigkeit
zu deinen Tugenden gehören.
Deine Aussagen und dein Verhalten
ließen mich nie an meinem Eindruck zweifeln.
Ich dachte immer, dass du mich wirklich kennst.
Deine Aussagen und dein Verhalten
ließen mich nie an meinem Eindruck zweifeln.

Und nun liegt dein Testament vor mir.
Ich bin erschüttert.
Ich bin verzweifelt.

Ich glaube, ich war blind und naiv.
Du erschwerst meine Trauer.
Du sorgst dafür, dass ich zerrissen bin.
Und wütend.
Voller Selbstmitleid.
Voller Selbstanklage.
Voller Ratlosigkeit.
Voller Zwiespalt.
Nicht nur du bist gestorben,
sondern plötzlich auch ein Teil von dir,
der ganz tief in mir sitzt.
Ganz tief in meinem Herzen und meiner Seele.
Liebe?
Vertrauen?

Ich dachte immer ...
Und nun weiß ich nicht mehr, was ich denken soll.

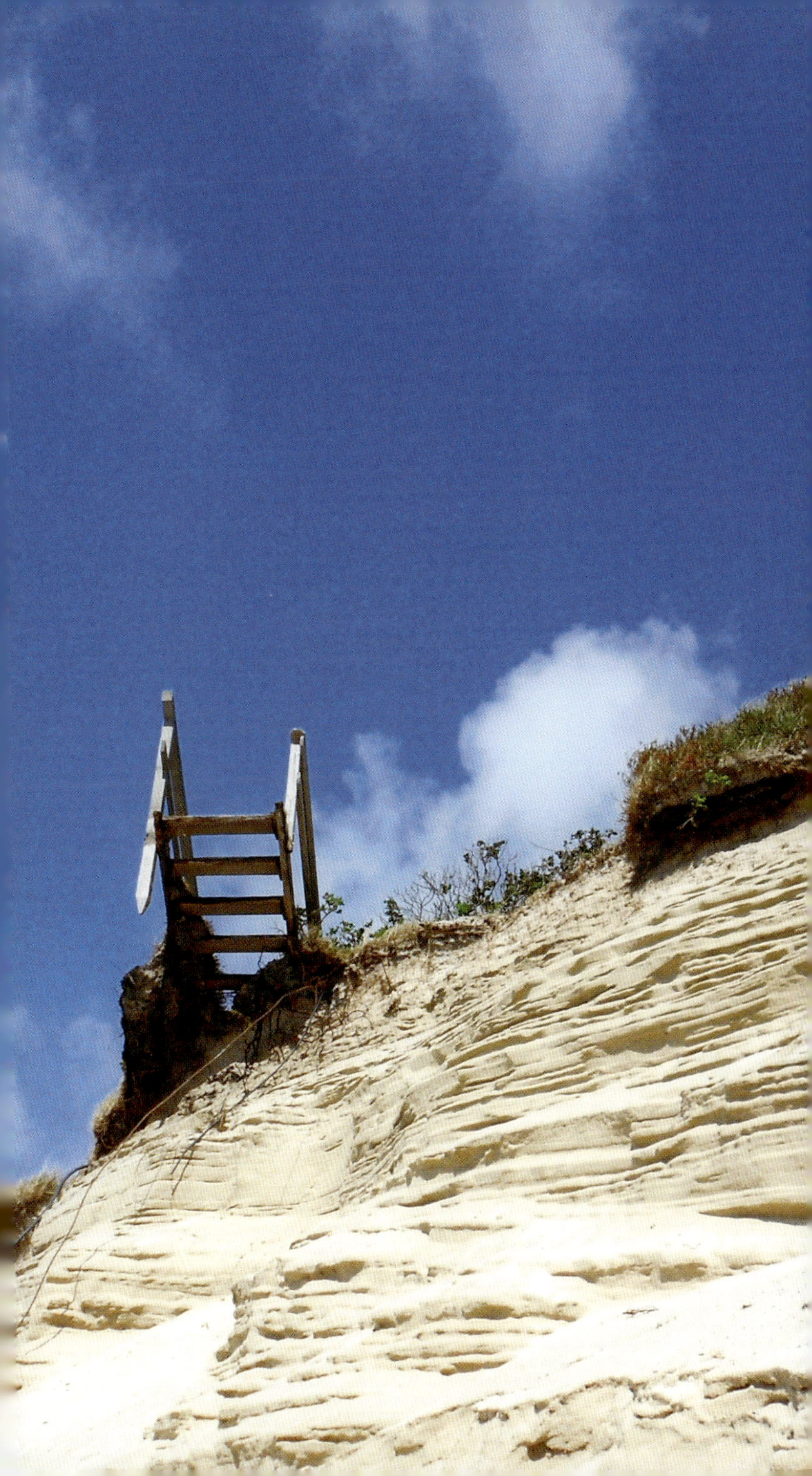

IN DER NACHT

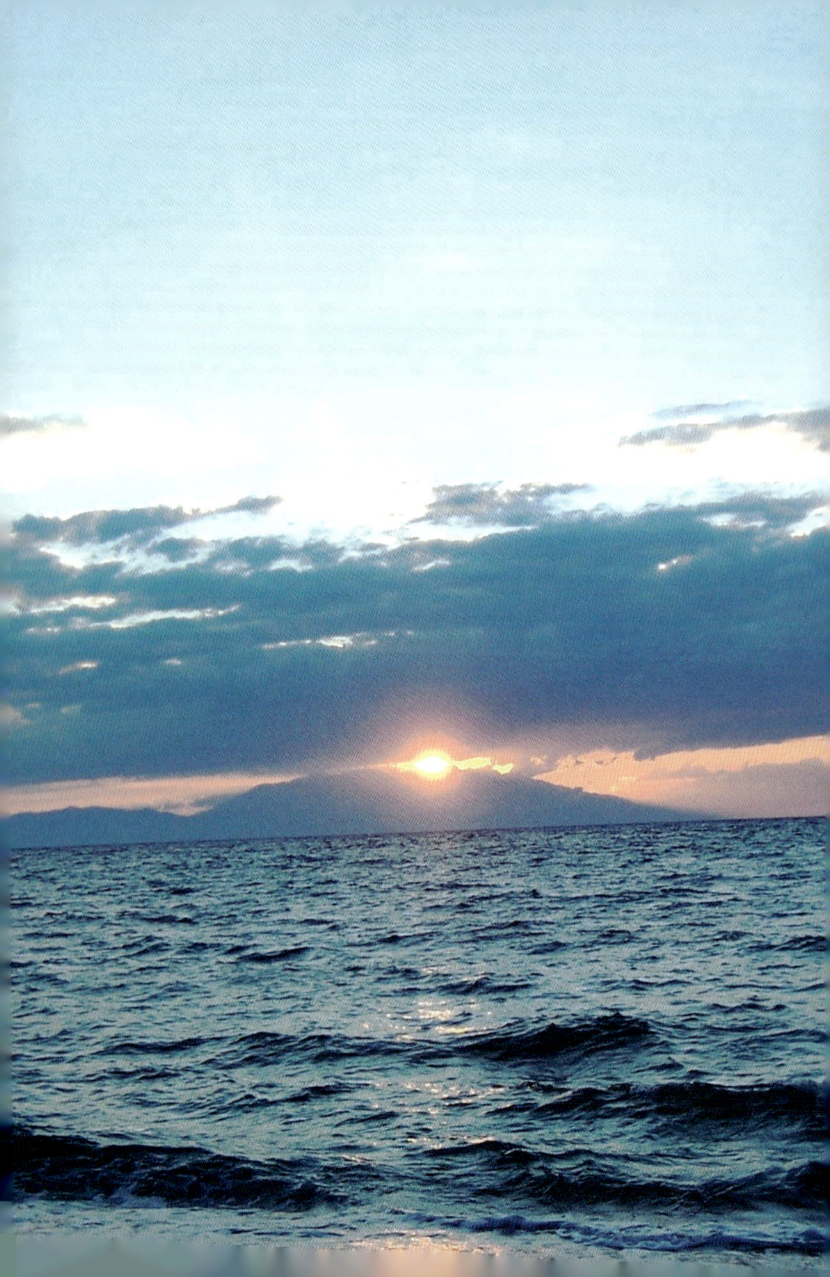

LEBENSKETTE

Das Leben ist eine Aneinanderkettung von Momenten.
Das Erleben ist eine Aneinanderkettung von Momentaufnahmen.
Der Tod kommt in irgendeinem Moment mit der Kettensäge.

Es dämmert schleichend,
und der müde Lebensabend
winkt die Nacht herbei.

SPRACHLICHES

Ich weiß.
Ich glaube.
Ich weiß, ich glaube.
Ich glaube, ich weiß.
Ich weiß, ich weiß.
Ich glaube, ich glaube.
Tageszuversicht.
Tageszweifel.
Im Wissen.
Im Glauben.

BITTERZUCKER

„Lass uns ins Bett gehen!",
animierte der Tod.
„Ich mag Sterbebettgeflüster."

NUR MAL SO EINE IDEE

Wir lassen uns
anlässlich vieler wichtiger Anlässe fotografieren:
Taufe. Einschulung. Konfirmation. Kommunion.
Schulabschluss. Passausgabe. Führerschein.
Berufsabschluss. Bewerbung. Hochzeit. Jubiläum.

„Bitte mal lächeln. Cheese. Prima, gut getroffen!
Das Bild können wir nehmen!"

Warum gehen wir aber nicht zum Fotografen,
um ein Bild für unsere Trauerfeier zu erstellen?
Todesanzeige. Trauerkarte. Grabstein.
Termin für ein letztes Bild.

„Bitte mal lächeln. Cheese. Prima, gut getroffen!"
Das Bild können wir nehmen!"

RENTNERSCHICKSAL

Ich muss nicht mehr arbeiten.
Ich darf nicht mehr arbeiten.
Ich soll nicht mehr arbeiten.
Ich kann nicht mehr arbeiten.

THEORIE

Weder kennen wir
höllische Schmerzen,
noch himmlisches Vergnügen.
Auch keinen teuflischen Plan
oder göttliche Eingebung.
Besäßen wir das Wissen,
würde unser Leben anders aussehen.
So laufen wir taub-blind umher
und tasten irrend durch den Nebel

ANTWORT

Der Teufel hat an jeder Hand zwei Mittelfinger.
Er triumphiert mit fieser Häme,
wenn er dir beidhändig das Siegeszeichen macht.
Vielleicht bleibt dir noch Zeit,
ihm den gesenkten Daumen zu zeigen:
„Fahr zur Hölle!"

EWIGER RHYTHMUS

Die einen thronen noch hoch im Geäst
als verspielte, stolze Blütenblätter.
Die anderen haben sich
müde zur Ruhe gelegt.
Das Staffelholz ist abgegeben.

Die einen thronen noch hoch im Geäst
als verspielte, bunte Laubblätter.
Die anderen haben sich
müde zur Ruhe gelegt.
Das Staffelholz ist abgegeben.

Was die einen noch erleben,
haben die anderen erlebt.
Ein Kommen und Gehen.
Ein Wirken und Ruhen.
Ein Sein und Gewesensein.

Der ewige Kreislauf allen Lebens.

GNADE

Was würdest du tun, Mensch,
wenn du wüsstest,
dass du das, was du gerade getan hast,
zum letzten Mal getan hast?

Würdest du innehalten und intensiv genießen?
Würdest du nicht mehr aufhören und loslassen wollen?
Würdest du in Panik und Starre verfallen?
Würdest du die Situation einfach abhaken?

Was würdest du tun, Mensch,
wenn du wüsstest,
dass du das, was du gleich tun willst,
zum letzten Mal wirst tun können?

Würdest du die Ausführung vor dir herschieben?
Würdest du schnell noch etwas anderes tun?
Würdest du ungläubig sein und nicht weiter nachdenken?
Würdest du das Tun bewusst und intensiv erleben?

Was würdest du tun, Mensch,
wenn du wüsstest,
dass du das, was du gerade getan hast,
vielleicht nie mehr tun kannst?

Würdest du in Hektik verfallen
und es sofort wiederholen wollen?
Würdest du trauern, anklagen, hadern?
Würdest du trotzig sein wie ein Kind?
Würdest du dich anklagen,
es in der Vergangenheit nicht oft genug getan zu haben?

Was würdest du tun, Mensch,
wenn du wüsstest,
dass du das, was du dir vorgenommen hast,
nie mehr wirst tun können?

Würdest du resignieren und das Leben als sinnlos erachten?
Würdest du aufhören, Ideen zu entwickeln?
Würdest du dich mit dem begnügen, was du besitzt?
Würdest du fortan mit deinen Vorhaben rascher beginnen?

Was würdest du tun, Mensch,
wenn du wüsstest,
dass du vieles aufgeschoben hast,
was dir viel gebracht hätte.

Würdest du dein Leben sofort negativ bewerten?
Würdest du all das als minderwertig ansehen,
was bis eben noch positiv war?
Würdest du dich
mit deinen damaligen Entscheidungen versöhnen?
Würdest du nur noch grübeln und räsonieren?

Gott meint es gut mit uns.
Er weiht uns niemals in die Abläufe ein.
Er lässt uns Hoffnungen und Träume.

WELTUNTERGANG

Den Weltuntergang
wird niemand mitbekommen.
Gott legt den Schalter um,
und es ist schlagartig vorbei.
Vielleicht macht sich eine nie gekannte Dunkelheit breit.
Vielleicht eine stechend grelle Helligkeit.
Jedenfalls wird der Mensch nichts mehr wahrnehmen können.
Orientierung ist nicht mehr möglich.
Das war's dann, verrückte Menschheit.
Alle Aufregung, alle Hektik, alle Gier,
alle Bosheit hat sofort und für immer ein Ende.
Aber auch alle Liebe, alle Freude, aller Erfolg.
Einfach so, einfach ganz unspektakulär.
Alles verschwunden in der endlosen Ewigkeit,
von der keiner weiß, wo sie sich befindet.

Gott hat sicher seinen Plan,
den er – Gott sei Dank dafür – nicht preisgibt.
Würden Einzelheiten zum Ablauf und zum Zeitpunkt
des Weltuntergangs bekannt,
würden die Menschen sofort aufhören zu leben:
Panik, Angst, Verzweiflung und Wehklagen
wären an der Tagesordnung.
Das wäre dann kein Leben mehr,
aber auch noch nicht der Tod.

Gott hat sicher seine Vorstellungen,
wie sich der Mensch im Endstadium verhalten wird:
Da wird Heulen und Zähneklappern sein.
Elend ohne Ende. Oder erst am Beginn?
Wenn Gott den Schalter umlegt,
ist es zu spät.
Nichts kann mehr aufgeschoben werden.
Was getan ist, ist getan.
Es gibt keine Schonfrist.
Die Zeit ist endgültig abgelaufen.

Nicht einmal Zeit zum Sterben bleibt,
vor dem die Menschen zeitlebens Angst haben.
Keine Zeit zum Abschied nehmen.
Vom Leben zum Tod ohne Wenn und Aber.
Die Welt erleidet einen Herzsekundentod.
Ohne Vorbereitung geht es in eine andere Welt?

Gott hat sicher unzählige Angebote gemacht,
bevor er dem weltlichen Treiben ein Ende bereitete.
Unentwegt schickte er seine Botschaften
und seine Botschafter,
die klar und deutlich ankündigten –
– manchmal mit erhobenem, drohendem Zeigefinger –,
worauf der Mensch achten sollte,
damit er am Ende etwas in der Hand halten konnte.
Als anerkanntes Zahlungsmittel für die Weiterfahrt.

ZWEI SEITEN

Hinter dem Fenster
sitzt die Einsamkeit.
Hinter dem Fenster
lauert die Welt.

Hinter dem Fenster
weint die Traurigkeit.
Hinter dem Fenster
tobt das Leben.

Hinter dem Fenster
lähmt die Angst.
Hinter dem Fenster
lockt die Versuchung.

Hinter dem Fenster
nagt der Zweifel.
Hinter dem Fenster
sprüht die Lust.

Hinter dem Fenster
schaut ein Mensch.
Hinter dem Fenster
schauen Menschen.

Hinter dem Fenster
verrinnt die Zeit.
Hinter dem Fenster
verrinnt die Zeit.

SCHALTER UMGELEGT

Und plötzlich ist alles anders.
Das Leben von jetzt auf gleich auf den Kopf gestellt.
Nichts ist mehr so, wie es vorher war.
Ich bin fassungslos.
Stehe völlig neben mir.
Ich bin ratlos.
Wie soll es jetzt weitergehen?
Was ist mein Plan?
Was ist der nächste Schritt?
Ich hätte mir nie vorgestellt,
dass es so einschneidend sein könnte,
wenn so etwas passiert.
Alles war Theorie. Graue Theorie.
Nun ist alles viel schwieriger,
als ich jemals dachte.
Das blanke Chaos.
Mein inneres Gleichgewicht ist in Gefahr.
Meine Gedanken und Gefühle fahren Achterbahn.
Körper und Seele sind in Aufruhr.
Adrenalin pur. Unruhe fatal.
Mein Geist sprüht wie ein Vulkan.
Unaufhörlich. Flutend. Bedrängend.
Überaktiv. Unkontrolliert. Nicht zu stoppen.
Gedankenkreisen. Gedankenkarussell.
Ich bin völlig daneben.
Ich komme nicht mehr zur Ruhe.
Ich verliere mich.
Der Boden unter den Füßen entflieht.
Ich bin mir plötzlich fremd.

Ich kenne mich nicht mehr.
Ich komme mir vor,
als hätte ich plötzlich alles über Bord geworfen,
was mir eben noch wichtig war.
Ich bin nicht mehr ICH.
Wer bin ich?
Wer werde ich künftig sein?

Die Nachricht traf mich völlig unvorbereitet.
Wie ein Blitz aus heiterem Himmel.
Mitten hinein in mein Leben.
Mitten hinein in mein Herz.
Zwar habe ich mich in der Vergangenheit schon immer mal
mit der Möglichkeit beschäftigt,
nun aber, da es wirklich so ist, wie oft angedacht,
bin ich völlig überrumpelt.

Ich brauche Zeit,
um das alles zu begreifen.
Ich brauche viel Zeit,
um das alles zu verarbeiten.
Es muss sich alles erst noch setzen.
Die Gefühle müssen zur Ruhe kommen.
Die Gedanken müssen sich sortieren.
Ich muss wieder den Überblick kriegen.
Darf nichts überstürzen.
Darf nicht den Verstand verlieren
und zu emotional reagieren.

Darf nicht impulsiv entscheiden.
Ich muss Ruhe bewahren,
denn es steht ab jetzt sehr viel für mich auf dem Spiel.
Für meine Gegenwart und vor allem für meine Zukunft.
Ich muss erst noch die Ergebnisse abwarten.
Vielleicht ist es gar nicht so extrem,
wie ich es im Augenblick sehe.

Am Montag werden die Gewinnquoten bekannt gegeben.
Dann werde ich entscheiden, wie es weitergeht.
Dann werde ich Schritt für Schritt
meinen persönlichen Plan erstellen.
Dann geht es wirklich los.
Dann verändert sich mein Leben.
Dann werde ich sehen, ob ich ein Hauptgewinner bin.

Am Montag werden die weiteren genaueren
Untersuchungsergebnisse bekannt gegeben.
Dann werde ich entscheiden, wie es weitergeht.
Dann werde ich Schritt für Schritt
meinen persönlichen Plan erstellen.
Dann geht es wirklich los.
Dann verändert sich mein Leben.
Dann werde ich sehen, ob ich eine Chance habe.

GUT AUFGEHOBEN

Mit dem Erwachen
nimmt Gott mich jeden Morgen
ganz behutsam und liebevoll
in seine väterliche Hand,
gibt mir Kraft und Energie
und setzt mich in den Tag hinein.
Er freut sich,
wenn ich die Augen aufschlage und lächle
und diesen neuen Tag, den er mir schenkt,
mit viel Leben fülle.
Voller Zuversicht. Voller Dankbarkeit.
„Viel Erfolg", sagt er.
„Auch für dich hält der heutige Tag
genügend viel bereit!"

Gott hat jeden Morgen
alle Hände voll zu tun,
muss leider viel zu oft bemerken,
dass seine göttlichen Geschenke nicht erkannt werden.
Mancher Mensch fühlt sich sogar bestraft.
„Schon wieder so ein Tag!",
stöhnt er dann laut,
wenn er die Augen öffnet.
„Wäre ich doch noch gar nicht aufgewacht,
ich habe keine Lust jetzt aufzustehen!"

Gott leidet dann sicher
und ist traurig,
möchte die Augen aber nicht verschließen,
denn er will dennoch allzeit
ein liebender Vater sein,
auf den sich jeder Mensch verlassen kann.
Gott gibt also niemals die Hoffnung auf,
dass seine Güte und Gnade Wertschätzung erfahren
und die Menschen wissen, dass er immer für sie da ist.

Ich weiß,
dass irgendwann der Morgen kommt,
an dem mich Gott ganz behutsam und liebevoll
in seine väterliche Hand nimmt,
leise und beruhigend
mit mir spricht und sagt:
„Ab heute behalte ich dich bei mir."
Ich glaube ganz fest,
dass dies für mich
kein böses Erwachen sein wird,
sondern ein Geschenk Gottes
der ganz besonderen Art.

Liebe Marion,

heute hast Du Geburtstag, und wir alle ahnen, dass es ein besonderer Geburtstag ist.

Deshalb wissen wir nicht, was wir sagen sollen. Wir sind ehrlich: Uns fehlen die Worte, um unsere Gedanken und Gefühle auszudrücken, die uns seit einiger Zeit durch den Kopf gehen, wenn wir an Dich denken.

Deshalb wissen wir auch nicht, was wir Dir wünschen sollen. Gesundheit? Glück? Zufriedenheit? Die üblichen Aufzählungen sind heute wirklich fehl am Platz. Es wären nur Phrasen, gesagt, um etwas gesagt zu haben. Unpersönlich, daneben. Das wollen wir nicht.

Wir wissen auch nicht, was wir Dir schenken sollen. Blumen? Ein Buch? Süßigkeiten? Geld? Einen Gutschein? Da gäbe es einige Möglichkeiten, aber wären das wirklich Geschenke, über die Du Dich freuen würdest? Was benötigt ein Mensch in Deiner Situation? Was täte Dir wirklich gut? Wir wissen es nicht, und deshalb wollen wir keine Alibi-Geschenke machen.

Im Grunde genommen hast Du uns in den letzten Jahren und Monaten immer beschenkt und uns viel gegeben: Nämlich etwas, das im hektischen, oberflächlichen Alltag meistens völlig untergeht oder nicht genügend beachtet wird. Du warst und bist für uns ein bewundernswertes Vorbild, wie man mit Schicksalsschlägen, einer heimtückischen Krankheit und vor allem dem ständigen quälenden Auf und Ab zwischen Hoffen und Bangen umgehen kann.

Die Art und Weise, wie Du kämpfst, immer aktiv die Möglichkeiten nutzt, die Dir trotz der Einschränkungen bleiben und nie die Hoffnung aufgegeben hast, haben uns nicht nur tief beeindruckt, sondern auch gezeigt, wie man als Betroffener in großer Not jenseits von Resignation, Hadern und Verzweiflung einen persönlichen Weg finden kann.

Dein fester Glaube an Gott und Deine Zuversicht auf seine verlässliche Begleitung und Gnade haben Dir eine für uns spürbare innere Kraft vermittelt, die mit Sicherheit in Phasen innerer Unruhe, Zerrissenheit und Traurigkeit immer wieder einen Weg für Dich eröffnet haben, Dich mit der schweren Situation zu versöhnen.

Als wir Dich seinerzeit in Fulda besucht haben, waren wir überrascht, wie offen, ehrlich und gefasst Du mit der Krankheit und ihren Folgen umgegangen bist. Es hat uns sehr gefreut und erleichtert, dass wir mit Dir ohne Vorbehalte reden konnten. Deine Ruhe und Gelassenheit war bemerkenswert. Behalte Dir Deinen festen Glauben an Gott! Er gibt Halt in schwieriger Zeit und verleiht unserem irdischen Dasein einen Sinn. Gott weiß immer, was er mit uns vorhat. Darauf können wir vertrauen, obwohl wir oft ratlos und am Zweifeln sind.

Liebe Marion, wir können nur erahnen, was Dir seit Deinem Beziehen des Zimmers im Hospiz täglich an körperlichen und seelischen Belastungen begegnet. Da bekommt man dieses ständige Kommen und Gehen mit und kann nur vermuten, was sich hinter den Türen abspielt.

Plötzlich und immer öfter wird man gewahr, dass man loslassen muss, weil man nicht mehr kann. Vieles von dem, was über sehr viele Jahre Dein Leben bestimmt und bereichert hat, fällt mit einem Schlag weg, und Du weißt, dass es unwiederbringlich verloren ist. Schritt für Schritt, Tag für Tag. Es ist sicher schwer, mit diesen kleinen und großen Verlusten fertig zu werden, die Dir ständig und immer stärker bewusst werden. Was vor geraumer Zeit noch ging, fällt plötzlich schwerer. Das Gehen, das Sprechen. Es ist sicher schwer zu ertragen, vieles nicht mehr alleine und unabhängig tun zu können, sondern bei immer mehr Dingen, die für uns ganz selbstverständlich sind, auf die Hilfe anderer angewiesen zu sein. Es ist sicher bedrückend zu merken, dass zwar noch Ideen, Wünsche und Bedürfnisse da sind, die Umsetzung aber nicht mehr so einfach klappt. Es ist sicher schwer zu verkraften, zu wissen, dass die spürbaren und sichtbaren Einschränkungen und schmerzhaften Verluste mit der Zeit nicht mehr ausgeglichen werden können. Die Lücken und Löcher also bleiben und noch größer werden.

Das sind enorme seelische und körperliche Herausforderungen, die schwer zu verarbeiten sind. Bei der Bewältigung dieser Aufgaben bist Du aber ganz alleine gelassen. Wir bewundern, mit wie viel Energie und ehrlichem Optimismus Du in der Vergangenheit und bis heute Deinen Weg gefunden hast.

Wir, wie die meisten Menschen aus der Umgebung, können nur erahnen, wie hoch die Berge immer wieder für Dich sind, über die Du gehen musst. Für uns ist vieles im Leben und im Alltag selbstverständlich. Über manche wichtigen Dinge wie Leiden, Schmerz, Krankheit und Tod denken wir nicht nach. Zu oft werden wir Dir deshalb aus Unwissenheit und fehlendem Einfühlungsvermögen nicht gerecht. Besonders, wenn wir Dich besuchen.

Sicher kommt Dir manches, was in Deiner Anwesenheit so erzählt wird, banal, unwichtig und oberflächlich vor. Da wird aus

Dingen ein Problem gemacht, die für Dich oft Pillepalle sein müssen. Sicher würdest Du manchmal gerne Deine Probleme gegen diese aufgebauschten Schwierigkeiten eintauschen! Du merkst, wie viel unnütze Zeit wir vergeuden und wie oft wir völlig nebensächliche Schwerpunkte setzen.

Besuch zu bekommen ist natürlich schön, zeigt er Dir doch, dass es Menschen gibt, für die Du etwas bedeutest. Mit Sicherheit ist es aber auch schön, wenn der Besuch wieder gegangen ist, denn er ist manchmal schwer zu ertragen. Hektik, Unruhe, Themenflut sind belastend. Und es ist sicher nicht leicht für Dich, jedem gerecht zu werden. Irgendwann ist alles gesagt! Irgendwann darfst Du Dein eigenes Innenleben haben, das andere nichts angeht!

Aber auch das Alleinsein ist nicht einfach. Wenn in der Stille und Meditation die Gedanken kreisen. Wenn bedrängende Fragen nach Antworten suchen, die man nicht immer finden kann. Wenn das Leben wie ein Film an einem vorüberzieht. Wenn man an manchen Stellen inne hält, in denen man in der Vergangenheit Entscheidungen getroffen hat. Wenn man sich manchmal fragt „Würde ich es wieder so machen?" Oder: „Wie wäre mein Leben verlaufen, wenn ich mich für einen anderen Weg entschieden hätte?" Natürlich blickt man auch dankbar und zufrieden zurück. Das Leben hat sicher auch viel Positives gebracht. Es ist beruhigend, etwas geschaffen zu haben und für andere wichtig und eine Hilfe gewesen zu sein. Manchmal grübelst Du sicher über viele Dinge nach, die noch in der Zukunft liegen und hoffst, dass alles gut gehen wird. Dass Dinge, die Du mit auf den Weg gebracht hast, eine erfolgreiche Fortführung finden. Manchmal wird Dir klar werden, dass manches wohl schöne Ereignis, über das Du im Vorausschauen nachdenkst, wohl ohne Dich stattfinden wird. Obwohl Du so gerne dabei gewesen wärst. So ist das Leben. Wir sind nur Gast und müssen aus dem, was es uns Tag für Tag bietet, das Beste machen. Wir alle. Das dürfen wir nie vergessen. Goethe formulierte hierzu einen einprägsamen Satz und traf den Nagel auf den Kopf: „Das Leben ist kurz, der Tag ist lang!"

Wir hoffen, dass Du im Umgang mit diesem ständigen Auf und Ab und mit den wiederkehrenden Zwiespältigkeiten und Schwankungen in Deinem Befinden Deinen ganz eigenen Weg gefunden hast. Wir sind der festen Überzeugung, dass in den wunderbaren Worten von Dietrich Bonhoeffer für uns alle das ausgedrückt ist, was uns im festen Glauben an Gott die nötige Kraft gibt:

„Von guten Mächten wunderbar geborgen, erwarten wir getrost, was kommen mag. Gott ist bei uns am Abend und am Morgen und ganz gewiss an jedem neuen Tag."

Liebe Marion, Du hinterlässt Spuren in uns, und für dieses einzigartige Geschenk danken wir Dir an Deinem Geburtstag.

DÄMMERUNG

Einige Tage, bevor er starb,
schwanden die Kräfte in den Beinen.
Er konnte nur noch sitzen.
Sich aber nicht mehr selbst bewegen.

Einige Tage, bevor er starb,
schwanden die Kräfte in Armen und Händen.
Er konnte nichts mehr halten.
Nicht mehr selbst essen und trinken.

Einige Tage, bevor er starb,
regte sich Unruhe in seinem Körper.
Er saß nur noch unbequem.
Fuhr sich oft mit den Händen über das Gesicht.

Einige Tage, bevor er starb,
verließ ihn der Appetit.
Er winkte deutlich ab, wollte nichts zu sich nehmen.
Selbst das nicht mehr, was er früher mochte.

Einige Tage, bevor er starb,
verabschiedete er sich aus den Kontakten.
Er starrte vor sich hin.
Er wollte nichts mehr mitbekommen.

Einige Tage bevor er starb,
schien er bereits in einer neuen Welt angekommen.
Er schlief oft. Ruhig und fest.
Beim Aufwachen wirkte er irritiert.

Einige Tage, bevor er starb,
wünschte er sich manchmal die Hand des Partners.
Er wollte sie drücken und gedrückt werden.
Er wollte Nähe spüren. Halt.

Einige Tage, bevor er starb,
verabschiedete er sich mit unerwartet festem Händedruck.
Er wollte inne halten, Liebe geben.
Zeichen setzen. Abschied nehmen.

Einige Tage, bevor er starb,
wollte er nur noch im Bett bleiben.
Er wollte sich nicht mehr anstrengen.
Das Alltagsleben hatte seinen Sinn verloren.

Einige Tage, bevor er starb,
spürte er seinen Stolz.
Er wollte sich nicht noch mehr erniedrigen.
Er wollte nicht noch mehr Säugling werden.

Einige Tage, bevor er starb,
gab er den langen Kampf verloren.
Er schien den Tod als Erlösung zu akzeptieren.
Er schien zu hoffen, dass die Zeit gekommen war.

Einige Tage, bevor er starb,
überließ der schwache, müde Körper
der Seele das Kommando.
Sie nahm ihn liebevoll bei der Hand
und winkte wieder und wieder mit ihm zum Abschied.
Sichtbar. Spürbar.

Er hatte sich mit dem Sterben versöhnt.
Sichtbar. Spürbar.
Die Seele nickte und machte sich mit ihm auf den Weg.

OHRENZEUGE

Und wieder reden sie über mich.
Ich höre es genau.
Zwar wie aus der Ferne.
Aber ganz genau.
Sie reden schlecht über mich.
Schonungslos.
Rücksichtslos.
Respektlos.
So, wie ich es noch nie gehört habe.

Sie tun so, als wäre ich nicht da.
Sie denken wohl, dass ich sie nicht höre.
Sie fühlen sich sicher.
Sie nehmen kein Blatt vor den Mund.
Endlich höre ich,
wie sie wirklich über mich denken.
Es platzt unverhohlen aus ihnen heraus.
Sprudelnd. Ungefiltert. Messerscharf.
Nun lassen sie die Masken fallen.
Nun zeigen sie ihre wahren Fratzen.
Nun offenbaren sie ihren Charakter.
Ihre Gier.
Ihre Ressentiments.
Ihre verborgenen Ansichten.
Endlich lassen sie mich in ihre Karten schauen.
In ihre Scheinheiligkeit.

In ihre Scheinharmonie.
In ihre aufgesetzte Freundlichkeit.
Nun erst erkenne ich Feind und Freund.
Vieles erhält plötzlich einen völlig anderen Akzent.
Ich bin gezwungen, umzudenken.
Und dies nach all den Jahren.
Spät gehen mir die Augen auf.
Ich bin fassungslos.
Ich bin erschüttert.
Ich bin völlig neben mir.
In mir geht gerade viel kaputt.
In mir krampft sich alles zusammen.
In mir pulverisiert gerade mein ganzes Leben.

Aber nun liege ich hier.
Hilflos. Machtlos. Wehrlos.
Im Nebel tauchen verschwommen Szenen auf.
Schatten. Spuren. Schmerzen.
Ich sehe mich plötzlich neben mir stehen.
Sehe mich den Kopf schütteln.
Tiefe Verzweiflung.
Ungläubiges Staunen.
Schmerzende Selbstanklage.
Wenn ich jetzt noch in der Lage wäre
zu reden oder zu schreiben
oder wenn ich Zeichen geben könnte,
würde ich sofort mein Testament ändern.
So aber spüre ich nur die bedrohliche Nähe im Raum.
Und das ungeduldige Warten,
dass bald Beute gemacht werden kann.

GLOCKENGELÄUT

Da läutet es wieder.
Mist, die Schulstunde beginnt.
Spielen vorbei.
Da läutet es wieder.
Mist, die Mittagspause ist zu Ende.
Abschalten vorbei.
Da läutet es wieder.
Mist, die Gäste kommen.
Unabhängigkeit vorbei.
Da läutet es wieder.
Mist, wer ruft da an?
Ungestörtheit vorbei.
Da läutet es wieder.
Mist, man ruft zum Gottesdienst.
Nachtschlaf vorbei.
Da läutet es wieder.
Oh nein, es ist mein Totenglöckchen.
Leben vorbei.
Mist!

OFFENE FRAGE

Wie weit ist es bis zum Paradies?
Fußläufig?
Bootfließig?
Radfahrig?
Flugfliegig?
Zugschienig?
Autofahrig?

Sehr weit?
Unendlich weit?
Weit?

Vielleicht führt ein ganz anderer Weg dorthin?
Vielleicht ein ganz einfacher.
Vielleicht ein ganz kurzer.
Vielleicht ein ganz unkomplizierter.
Vielleicht ein abgekürzter.
Einer ohne Fortbewegungsmittel.
Einer jenseits von Kilometern.
Einer jenseits von Zeit.
Einer mit garantierter Zielerreichung.

Einer mit der einfachen Richtungsweisung:
Gottgläubig!

ZWEIMAL DER TOD

„Wie, gestorben? Das kann doch nicht sein.
Ich habe sie doch noch vorhin am Fenster gesehen!"

„So etwas kann doch nicht sein.
Unentdeckt sieben Monate tot
in einem Mehrfamilienhaus gelegen.
Aber ich habe sie schon lange nicht mehr gesehen.
Wie gestorben?"

KONSEQUENZ

Oh, Mensch,
du bist der irrigen Meinung,
alle Türen und Tore dieser Welt stünden dir offen.
Und nicht nur dieser Welt!
Du meinst,
du könntest ungehindert nach den Sternen greifen
und sie in Besitz nehmen.

Leider hast du nicht bemerkt,
dass Gott inzwischen das Schloss zur Himmelstür
ausgewechselt hat.
Das Paradies wird dir verwehrt bleiben.

FEHLWAHRNEHMUNG

Gefangen in unsichtbaren Ketten
laufen wir voran und
hören ein Rasseln.
Irritiert und verschreckt halten wir inne,
hören aber nichts.
Stille.
Wir glauben, uns geirrt zu haben und
laufen erleichtert weiter:
„Das Rasseln gehört nicht zu uns.
Gott sei Dank haben wir uns geirrt!"
Der Teufel grinst.

IMMOBILIE

Das Haus.
Mein Elternhaus.
Das Haus.
Mein Horrorhaus.
Das Haus.
Mein Schmerzenshaus.
Das Haus.
Mein Trauerhaus.
Das Haus.
Mein Geisterhaus.

Ich wollte ausziehen.
Ich wollte frei sein.
Ich wollte mich neu bedachen.
Aber:
Das Haus zog immer mit.
Und mit ihm all das staubige Inventar.
Und mit ihm all die offenen Wunden.
Und mit ihm all die blutigen Narben.
Und mit ihm all die lästigen Alben.

Denn:
Das Haus wohnt tief in mir.
Und haust als ungebetener Dauergast.
Und nistet mietfrei als Krebsgeschwür.
Und lastet als stechende Hypothek.
Und zerstört mein Wohlgefühl.

Ich will das Haus aus meiner Wohnung schmeißen.
Der Rauswurf steht an, klappt aber nur,
wenn ich mich von irrationalen Sentimentalitäten trenne.
Von dunklen Ängsten und magischen Gedanken,
die mich fesseln
und am Leben hindern.
Ich will eine neue Behausung.
Eine eigene. Eine ohne Vorbelastung.
Meine. Meine. Meine.
Ich will das Haus mit anderen Augen sehen.
Ich will mich befreien.
Ich will Last ablegen.
Ich will das Haus zertrümmern.

Das Haus ist nur auf Sand gebaut.
Ich schaufele ihm das Grab.
Der Einsturz steht bevor.
Die Wände wanken.
Trümmerhaus.
Schrotthaus.
Trümmerhaufen.
Schrotthaufen.
Geflutete Sandburg.
Sandhaufen.
Weg! Weg! Weg!
Vorbei.

In mir steht eine Wohnung frei.
Die Sanierung kann beginnen.
Formvollendet.
Farbenfroh.
Meine Wohnung.
Mein Haus.
Mein Leben.

KEHRSEITE

Leid. Krankheit. Schmerzen.
Misserfolg. Enttäuschung. Unglück.
Verzweiflung. Angst. Ohnmacht.
Fragen!
Fragen!
Fragen!
Fragen!
Frage!
Mein Gott, warum hast du mich verlassen?
Vorwürfe!
Wie kannst du mir das antun?
Wie kannst du das zulassen?
Reaktion!
Du bist für mich gestorben!

Kraft. Gesundheit. Energie.
Erfolg .Freude. Glück.
Zuversicht. Vertrauen. Hoffnung.
Fragen?
Fragen?
Fragen?
Fragen?
Frage?
Mein Gott, warum meinst du es gut mit mir?
Demut?
Wieso beschenkst du mich derart?
Womit habe ich das verdient?
Reaktion?
Ich bin für dich geboren!

UNDANK

Krieg. Gebet.
Elend. Gebet.
Angst. Gebet.
Sorgen. Gebet.
Krankheit. Gebet.
Sterben. Gebet.
Hunger. Gebet.
Not. Gebet.
Vorbei. Vorbei.

GLOCKEN

Glockengeläut
dringt tief.
Berührt
und stärkt
denjenigen,
der sich einlässt
auf die Schwingungen
des Klangs
in Harmonie mit der Seele.

Glockengeläut
läutert fein.
Macht ergriffen
und befreit
denjenigen,
der die Gnade Gottes
und sein Sorgen für uns
tief in sich spürt.

Glockengeläut.
Demut.
Dank.
Kraft.
Vertrauen.
Liebe.

STILLWERKER

Er kam lautlos
und unsichtbar.
Spurlos.
Ohne Geruch.
Ohne Hauch.
Wie unter einer Tarnkappe
vollführte er sein Werk.
Zielstrebig und konsequent.
Punktgenau.
Der Tod war plötzlich da
und blieb fortan zugegen.
Unsichtbar.
Spurlos.
Ohne Geruch.
Ohne Hauch.
Nichts war mehr
wie vorher.
Sein vollendetes Werk
trug seine unverkennbare Handschrift.

GEBEN UND NEHMEN

Als die Tochter
geboren wurde,
war die Mutter zugegen.
Sie wollte bewusst dabei sein,
sie musste nicht.
Als die Mutter
starb,
war die Tochter zugegen.
Sie wollte bewusst dabei sein,
sie musste nicht.

DILEMMA

Als sie nicht mehr leben wollte,
konnte sie nicht sterben.
Als sie nicht mehr sterben wollte,
konnte sie nicht leben.
Die Zahnräder drehen im eigenen Takt.

AUFGELÖST

Dieses Ticken der Uhr.
Dieses ständige Ticken.
Unbarmherzig konsequent.
Tick-Tack. Tick-Tack.
Ich starre an die Wand.
Tick-Tack. Tick-Tack.
Der große, schmale Sekundenzeiger
hüpft und federt von Strich zu Strich.
Immer vorwärts.
Nie mehr rückwärts.
Eben noch Gegenwart.
Jetzt schon Vergangenheit.
Tick-Tack. Tick-Tack.
Wie von unsichtbarer Hand getrieben.
Ich spüre Angst.
Ich merke, wie die Zeit verrinnt.
Sekunde um Sekunde.
Lebenszeit verrinnt.
Vergangenheit, Gegenwart und Zukunft
ein einziges Wirrwarr.
Sekunde um Sekunde.
Unbarmherzig konsequent.
Tick-Tack. Tick-Tack.
Ich möchte die Augen schließen
und die Ohren zu halten.
Ich weiß, der Uhr ist das egal.

Sie tickt und hüpft weiter.
Immer vorwärts.
Nie mehr rückwärts.
Ich bin traurig.
Ich bin hilflos.
Ich will die Zeit anhalten.
Ich will die Zeiger am Drehen hindern.
Ich weiß aber, der Zeit ist das egal.
So laut wie in diesen Momenten
habe ich das Ticken einer Uhr noch nie erlebt.
Denn diese verdammte Uhr tickt nicht,
sie gongt und hämmert.
Sie nervt. Sie stört.
Nie habe ich das Ticken einer Uhr
so gehasst wie jetzt.
Hier in diesem Zimmer.
Im Sterbezimmer meiner Mutter.
Tick-Tack. Tick-Tack.

MOMENTE NOCH

Durch
das Blättermeer
blinzelt
die Sonne.
Für
Geschlüpfte
zum ersten Mal.
Für
Gehenkte
zum letzten Mal.

NOTSTAND

Ungeweinte Tränen.
Lichtlose Schatten.
Gefrostete Gefühle.
Unaussprechbare Verletzungen.
Unentwegte Bevormundung.
Unlebendiges Leben.
Ungehörte Hilferufe.

Meine Seele
vertrocknet.
Verdunkelt.
Verkümmert.
Blutet aus.
Vergiftet.
Stumpft ab.
Vertaubt.

Seelennotstand.
Schrumpfseele.
Lebendtod.

SO ALSO

Da liegst du nun.
Mit weit aufgerissenem Mund.
Der verzweifelte Schrei verstummt.
Der Schrei vom Schmerz?
Der Schrei nach Nähe?
Der Schrei nach Nahrung?
Der Schrei nach Abschied?

Da liegst du nun.
Mit entstelltem Gesicht,
verzerrter Mimik zur Unkenntlichkeit.
Eingetaucht in das Nichts?
Gesichtslos für immer?
Pass abgegeben an der Schranke?
Neue Identität für die Reise?

Da liegst du nun.
Mit verkrampften Händen.
Mit Fingern, die nicht mehr klammern können.
Alles aus den Händen gegeben?
Alles aus den Fingern geglitten?
Nichts mehr festhalten können?
Kein Geben mehr und auch kein Nehmen?

Da liegst du nun.
Mit verbogenem Körper.
Mit Proportionen, die fremd sind und so nie waren.
Bist du es noch?
Oder bist du schon jemand anders?
Wolltest du so auf die Reise gehen?
Sollen wir dich so erinnern wollen?

Da liegst du nun.
Der Sarg ist Ruheraum geworden
und die Kulisse für den letzten Akt.
Das weiße Bühnenbild schluckt Trauer
und nimmt die Tränen an die Hand.
Du bist am Ziel, hast es geschafft
nach langem, schwerem, hoffnungslosem Kampf.

Der Vorhang fällt, der Deckel rastet ein.
Das Spiel ist aus.
Da liegst du nun
und wartest auf die nächste Rolle.

GEFÄHRLICH

Der Teufel arbeitet im Auftrag Gottes.
Er sortiert schon auf Erden
die für das Paradies Ungeeigneten gnadenlos aus
und darf seine Beute für sich behalten.
Als gern verwendetes Brennmaterial.

STEIGERUNGEN

Ruhe.
Sagenhafte Ruhe.
Himmlische Ruhe.
Sargenhafte Ruhe.
Unheimliche Ruhe.
Grabesstille.
Totenstille.
Paradiesische Ruhe.

ARROGANZ

Krisengewitter.
Nerven liegen blank.
Glanzlack weggespült.
Hochmut enttarnt.
Größenwahn pulverisiert.
Narzissmus kollabiert.
Kartenhäuser stürzen ein.
Potemkinsche Fassaden entfärben sich.
Souveränität demaskiert.
Chaos überflutet.
Bedrohende Hilflosigkeit.
Nackte Angst.
Nackter Mensch.
Vorwurfsvoller Schrei gen Himmel.
„Warum hast du mich verlassen?"
„Ich dich oder du mich?"
Sonnentag.
„Na, also!"
Geschönte Bilanz.

HOFFNUNG

Schock gefroren und vereist
bibbert das Herz im Trauertakt.
Es hofft auf wärmendes Tauwetter
und den Erlöser.

FRISCHLUFT

Feuchte Wände.
Nebelluft.
Die Seele weint.
Einsam im Verborgenen.
Staudammbruch.
Tränenüberfluss.
Öffne das Fenster,
und hänge dein Herz
zum Trocknen auf.

KONSEQUENT

Sie war zeitlebens
nie ein zärtlicher Mensch.
Umarmen, streicheln oder tätscheln,
kuscheln, schmusen oder küssen
blieben eingefroren.
Selbst beim Sterben
suchten ihre Hände Distanz.

UNZERTRENNLICH

Überall sehe ich dich.
Überall höre ich dich.
Überall rieche ich dich.
Überall spüre ich dich.
Überall ahne ich dich.
Überall lebe ich dich.
Wir waren Wir.
Für immer und ewig.

Und wieder
stehe ich an deinem Grab.
Ich brauche dich.
Ich brauche deinen Rat.
Und wieder rede ich mit dir.
Und wieder sehe ich mit dir.
Und wieder höre ich mit dir.
Und wieder rieche ich mit dir.
Und wieder spüre ich mit dir.
Und wieder ahne ich mit dir.
Und wieder lebst du in mir.
Wir sind Wir.
Für immer und ewig.

NUR EIN WORT

Zum ersten Mal alles gemeinsam.
Welche Freude!
Welche Zukunftsprojekte?
Zum ersten Mal alles alleine.
Welche Trauer!
Welche Zukunftsprojekte?

KONDOLENZBRIEF AN EINE WITWE

Sehr geehrte Frau Müller,

mit großer Betroffenheit habe ich vom Tod Ihres Mannes erfahren. Ich möchte Ihnen mein tief empfundenes Mitgefühl aussprechen. Sie und Ihre Kinder haben einen liebenswerten Menschen verloren, der stets um seine Familie besorgt und stolz auf sie war. Ich kann nur erahnen, wie schwer es für Sie gewesen ist, ihn leiden, kämpfen und hoffen zu sehen und gleichzeitig danebenzustehen und sich immer mehr hilf- und ratlos zu fühlen. Es war eine Zeit mit viel Auf und Ab, in der Sie und Ihr Mann mit vielen Ereignissen und Erfahrungen konfrontiert wurden, die in der Regel nicht einfach waren. In den Gesprächen standen oft diverse Abwägungen, also das Pro und Contra, im Mittelpunkt. Ihr Mann hat es sich, wie ich aus den Begegnungen mit ihm mitbekommen habe, nie leicht gemacht, wollte er doch aktiv seinen Beitrag leisten, die tückische Krankheit zu besiegen, die sich schleichend in seinem Körper ausbreitete und ihn in den letzten Monaten zusehends zeichnete. Noch bei unserem letzten Treffen im

November stellte er sich die Frage „Soll ich weiter kämpfen oder aufgeben?", um sie mit Entschlossenheit mit einem „Ich will alles tun, was mir helfen kann!" zu beantworten. Er war immer bemüht, Körper, Seele und Geist mit den ihm zur Verfügung stehenden Mitteln zur Bekämpfung der Krankheit einzusetzen. Ich habe den Eindruck bis zuletzt, dies obgleich der Körper ihn immer mehr im Stich lassen musste. Er war ein duldsamer Mensch, der nie in Wehklagen, Aggression oder Vorwürfigkeit dem Schicksal gegenüber verfiel, sondern nach Möglichkeiten suchte, einen Weg zur Überwindung der Krankheit zu finden. In Erinnerung blieb mir seine Freude, als er mit dem Fahrrad zu einem unserer letzten Treffen kam und berichtete, dass er trotz Gegenwindes die Fahrt innerhalb der projektierten Zeit bewältigt hatte. Und er freute sich auf den zu erwartenden Rückenwind für die Heimfahrt. Bewundernswert war auch seine Gelassenheit, mit der er das Thema „letzte Ruhestätte" diskutierte, bei der er sich für die Waldbestattung aussprach. Als er mir später vom Besuch des Waldfriedhofs und dem Aussuchen des Baumes berichtete, wirkte er auf mich in sich ruhend und irgendwie zufrieden. Er hatte nun sein Bild vor Augen und wusste, woran er war.

Leider blieben Ihrem Mann gerade in den letzten Monaten Schmerzen nicht erspart, die sein schon beschnittenes Lebensgefühl, seine Beweglichkeit und seine Freiräume einschränkten, besonders den Aufenthalt in der Natur, die ihm viel bedeutet und bis zuletzt immer wieder Kraft gegeben hat. Ihn konnten deshalb kleine Dinge erfreuen, zum Beispiel der Gesang eines Vogels, ein Landschaftspanorama, ein Blick in den Garten. Und der Zug der Kraniche, der ihn begeisterte.

Er hatte noch viele Pläne und Ideen. Leider hinderte ihn die fortschreitende Krankheit daran, diese umzusetzen. Dennoch vermochte er bis zum Schluss, aus dem verbleibenden Rest, noch Energie, Kraft und Hoffnung zu schöpfen. Gerne hätte ich ihm mehr geholfen. Er war stets bereit, Anregungen aufzunehmen und an sich zu „arbeiten". Wenn wir uns verabschiedeten, sagte er immer „Auf Wiedersehen". Leider geschah dies, ohne dass wir beide das natürlich wussten, bei der Generalversammlung unserer Vogelschutzgruppe im November zum letzten Mal.

Ich werde ihn als einen Menschen in Erinnerung behalten, demgegenüber ich Respekt und Hochachtung empfinde hinsichtlich der Art, wie er mit seiner Krankheit umgegangen ist. Er hatte nie aufgegeben und leistete immer zuverlässig seinen aktiven Anteil.

Ich wünsche Ihnen und Ihren Kindern alle Kraft, um mit dem allzu frühen Verlust dieses lieben Menschen fertig zu werden. Obwohl man damit rechnen musste, dass es so kommt, wird es dauern, bis man wirklich verstanden hat, was passiert ist. Und es wird manche Tiefs geben. Diese Trauer ist aber angemessen und Ihr Mann und Vater hat es verdient, dass man sich damit schwer tut, dass er nicht mehr da ist. Er hat eine große Lücke hinterlassen. Ich kann Ihnen versichern, dass er stolz auf seine Familie war. Und dass es beruhigend für ihn war zu wissen, dass seine Familie zusammenhält.

Ich trauere mit Ihnen.

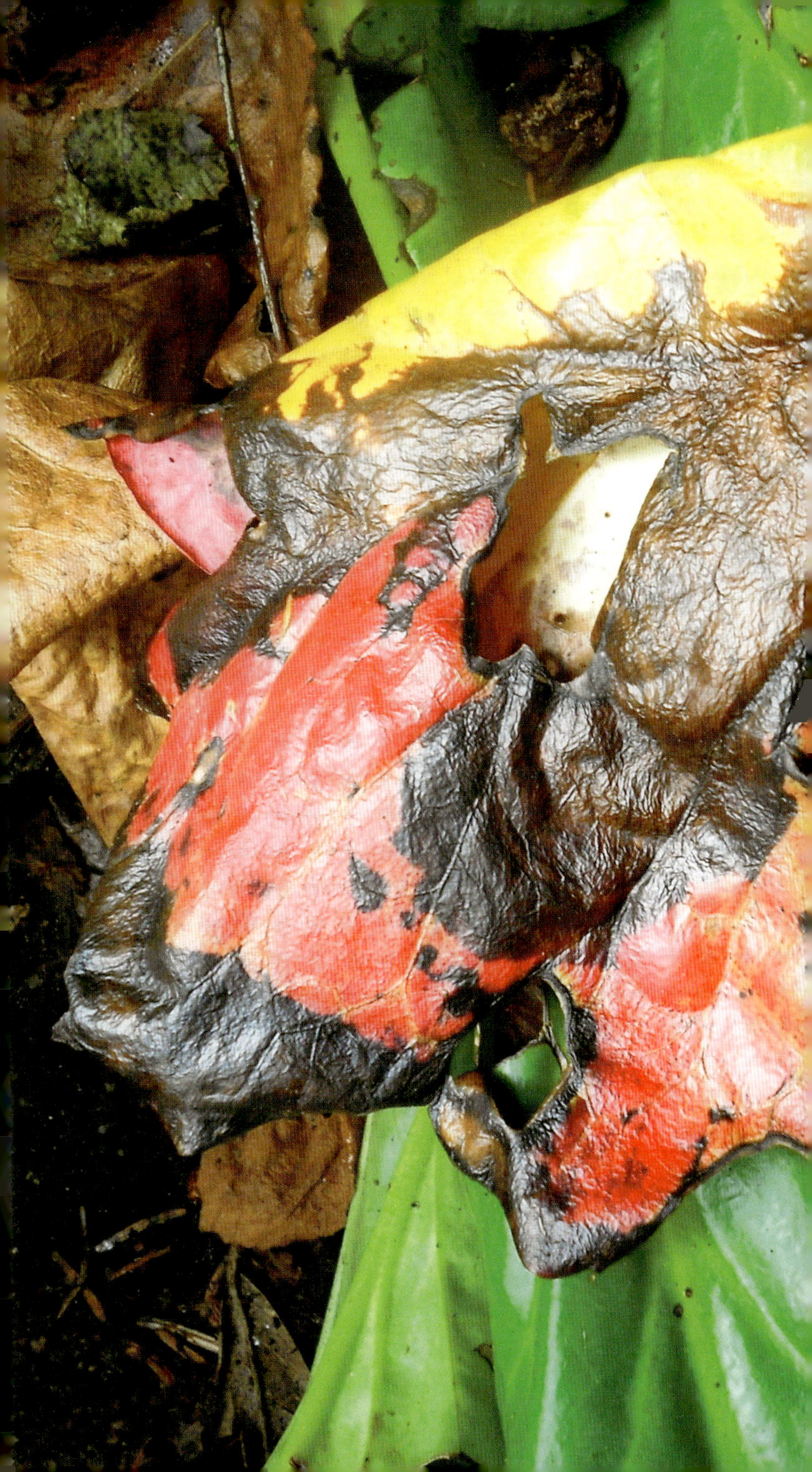

IM MORGENGRAUEN

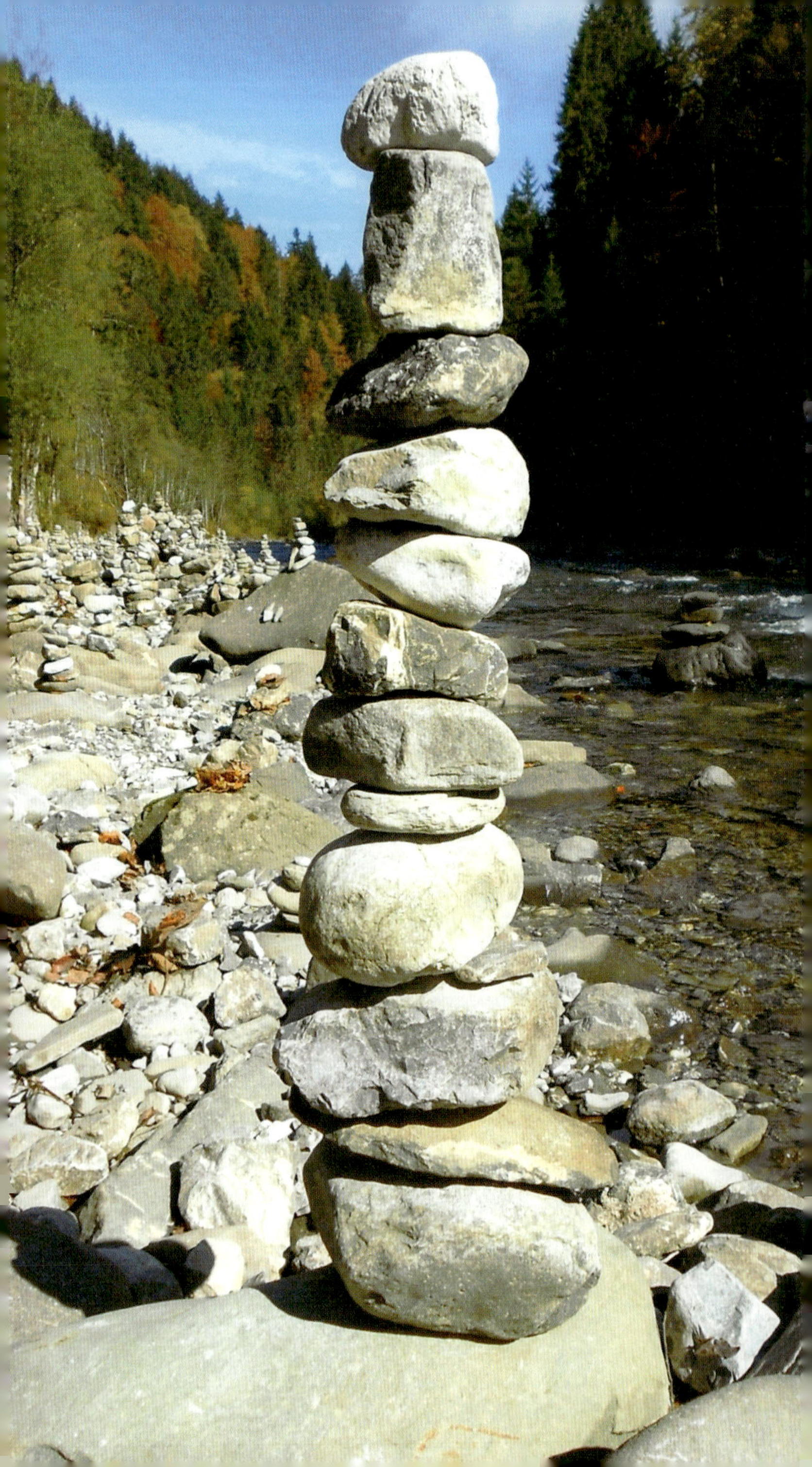

HIMMLISCH

Wenn Gott das Tor öffnet
und die Engel willkommen heißen,
finden die Seelen endlich Frieden.

ALTERNATIVEN

Wir sind immer einseitig unterwegs.
Wollen, dass die Dinge den Verlauf nehmen,
den wir uns wünschen.
Wir vergessen dabei, dass alles immer und ewig zwei Seiten hat.
Doch wir lassen nicht nach,
die andere Seite auszublenden.

Wir sind immer einseitig unterwegs.
Wir fixieren uns auf das Negative oder das Positive.
Wir versteifen uns unbelehrbar darauf,
dass unsere Einseitigkeit ewig fortdauert.
Mag es bei anderen anders sein,
nicht bei uns!

Doch alle Blindheit nutzt nichts.
Aller Unverstand pulverisiert.
Denn auch unser Leben
ist durch und durch zweiseitig.
So wie alles,
was uns stets und immer begegnet.
Jeden Tag und immer mal.

Gott und Teufel.
Himmel und Hölle.
Tag und Nacht.
Licht und Schatten.
Erde und Wasser.
Geburt und Tod.
Krankheit und Gesundheit.
Böses und Gutes.
Krieg und Frieden.
Erfolg und Misserfolg.
Glück und Pech.
Kommen und Gehen.
Suchen und Finden.
Gewinnen und Verlieren.
Stark und schwach.
Groß und klein.
Langsam und schnell.
Leicht und schwer.
Billig und teuer.
Alt und neu.

Das Schicksal mag die beiden Seiten:
So und so!
Es mag den immer neuen Wurf der Münze,
um uns hernach mit einer Seite zu gestalten:
SO oder SO!

Und dennoch gibt es fortan auch für uns zwei Seiten.
Die eine, die sichtbar und nun bestimmend ist.
Jedoch auch noch die andere, die unsichtbare,
die verborgen in uns schlummert
und je nach Lust und Laune des Schicksals
beim nächsten Wurf dann oben liegen kann.

Das Schicksal nimmt beim Wurf
auf unser Wollen und Begehren nicht wirklich Rücksicht.
Es tut das, was es in Planung hat.
Uns bleibt nur, ganz demütig zu hoffen,
dass unsere Münze beim ständig neuen Werfen
auf der uns angenehmen Seite landen wird.
Falls sie das tut, sind wir zwar froh,
wir sollten aber nicht vergessen,
dass sie durchaus auch wieder
auf die andere Seite hätte fallen können:
SO oder SO!

Das Leben fordert täglich von uns diese Leistung,
uns auf das Wechselspiel beim Münzwurf
voll zu konzentrieren
und uns fern ab von Arroganz und Trauer
mit dem Ergebnis auch zu arrangieren.
Es fordert täglich von uns Einsicht und Demut,
um auch die Gegensätze weise in Harmonie zu bringen.
Das SO und SO!
Das mal SO und mal SO!
Wir können uns ganz sicherlich versöhnen,
wenn unsere Einstellung die Linse und die Blende stellt:
Der stete Wechsel liegt in der Natur der Sache,
denn Einseitigkeit ist dauerhaft der anderen Seite Tod.
Nur rege Abwechslung
und die begrenzte Dauer des einen Zustands
kann die Lebendigkeit wirklich am Leben erhalten.
Wie schön,
dass wir uns so und so beim Schicksal sicher sind.

VERMÄCHTNIS

Spitze die Ohren.
Höre die Stimmen der Toten.
Sie beschenken dich mit Botschaften des Lebens.
Botschaften voller Leben.
Freue dich über ihr stetes Flüstern.
Freue dich über ihre zuverlässige Begleitung.
Freue dich über ihre Lebenserfahrung.

Spitze die Ohren.
Höre die Stimmen der Toten.
Sie beschenken dich mit Botschaften des Lebens.
Botschaften voller Leben.
Doch schaue auf die Menschen.
Mit ihren zugepfropften Ohren sind sie taub
für die weisen Botschaften der Toten.
Weil sie nichts hören,
werden sie bald auch nichts mehr sehen.
Sie trauen weder ihren Augen noch ihren Ohren.
Das ist die Hölle für die Toten,
wenn sie merken,
dass ihnen die noch Lebenden den Eindruck vermitteln,
als hätten sie eigentlich nie gelebt.
Aus dem Auge aus dem Sinn,
und kein Gehör mehr finden.
Erst flüstern die Toten, dann werden sie lauter.
Sie schreien, sie brüllen.

Voll Verzweiflung, wenn man sie nicht mehr hören will.
Der Tote ist nur tot, wenn er den Lebenden
anscheinend nichts mehr zu sagen hat.
Dann verstummt sein Mund.
Die Augen bleiben ewig erschrocken aufgerissen.

Spitze die Ohren
und schau auf die tauben Lebenden.
Sie sprechen die Stimme des Todes
und werden sie erst dann erheben,
wenn auch sie im Jenseits sind.
Dann aber brüllen und toben sie
umso heftiger, panischer und verzweifelter,
weil sie merken,
dass niemand sie hören will.
Dann hören auch sie die abfälligen Worte der Lebenden:
„Tote können nicht sprechen!
Tote kann man nicht mehr hören!"

Aber die Toten überschauen die Welt. Sie leiden und leiden.
Bald hören sie sich selbst die beiden vernichtenden Sätze sagen:
„Tote können nicht sprechen!
Tote kann man nicht mehr hören!"

Dann werden sie erschöpft in ewige Lethargie verfallen.
Dann sind sie endgültig im Reich der toten Toten angekommen.

Der Toten, die nichts mehr zu sagen haben.
Der Toten, die nichts mehr sagen wollen.

Nun ist es stumm im Reich der Toten.
Doch das Staffelholz wurde inzwischen
bereits wieder übergeben.
Die verzweifelten Schreie der Neuankömmlinge sind zu hören.

NOTWENDIGE KLÄRUNG

Gott ist Luft für Dich!
Gott ist wie Luft für Dich?
Unsichtbar?
Spürbar?
Wohltuend?
Lebensnotwendig?
Immer da?
Überall da?
Ein steter, verlässlicher Begleiter?
Im Notfall herbeigesehnt?
Belebend?
Wiederbelebend?
Lebenserhaltend?
Gott ist Luft für Dich?
Gott ist wie Luft für Dich!
Dann ist es gut!

LEBENSZYKLEN

Nichts.
Postnichts.
Präinseminiert.
Inseminiert.
Postinseminiert.
Pränatal.
Natal.
Postnatal.
Vital.
Prämortal.
Mortal.
Postvital.
Postmortal.
Pränichts.
Nichts.

SCHÖPFUNG 2.0

Als er das Leben auf der Erde beobachtete,
entschloss sich Gott zu einem 8. Schöpfungstag.
Er gab allen Kreaturen die Möglichkeit,
sich für ein anderes Wesen zu entscheiden
und fortan ein neues Leben führen zu können.
Viele setzten sogleich ihre heimlichen Wünsche um.
In der Garderobe wurden sofort viele neue Kleider gefertigt.
Für jede Kreatur stand rasch ein neues Gewand zur Verfügung.
Die neuen Identitäten konnten gelebt werden.
Gott schaute sich das fröhliche Treiben an,
wunderte sich aber zunehmend,
denn ihm blieb nicht verborgen,
dass sich keine Kreatur gewünscht hatte,
ein Mensch zu sein.
Keiner wollte in die Rolle der Krone seiner Schöpfung schlüpfen.
Gott war irritiert.
Also fragte er die Anwesenden,
aus denen es unisono heraussprudelte:
„Wieso sollen wir ein Mensch sein wollen?
Der Mensch möchte doch selbst gerne ein Tier sein.
Er will fliegen können wie ein Kranich,
singen wie eine Nachtigall.
Schwimmen können wie ein Fisch.
Das Gedächtnis haben wie ein Elefant.
Stark sein wie ein Löwe.
Schnell wie ein Gepard.

Lustig wie ein Affe.
Schillernd wie ein Papagei.
Stolz wie ein Pfau.
Den Scharfblick des Adlers haben.
Hoch hüpfen können wie ein Floh.
Listig wie ein Fuchs.
Klug wie eine Ratte.
Flink wie eine Maus.
Schmusig wie eine Katze.
Die Gipfel erklimmen wie eine Gams.
Vorräte scheffeln wie ein Hamster."
Die Tiere schauten sich mit stolzen Augen an.
„Doch damit nicht genug",
fuhren die Tiere fort.
„Der Mensch wäre auch im Gegensatz zu uns
mit einer dieser Stärken nicht zufrieden.
Er ist stets zänkisch, neidisch,
voller Eifersucht und Selbstmitleid.
Wie wollen wir so sein wie er?"

Gott hörte aufmerksam zu,
schüttelte verständnisvoll den Kopf,
holte die alten Karten wieder aus der Schublade
und begab sich in die Werkstatt.

GRÖSSENWAHN

Gott
hat den Plan B in der Schublade:
Die Welt ohne den Menschen.
In riesigen Regionen der Welt
experimentiert er bereits äußerst erfolgreich.
Dort darf und soll die Natur
das Zepter schwingen.
Der Mensch
ist weder eine Randnotiz
noch eine Fußnote,
sondern ein völlig unbekanntes Wesen.
Für ihn ist kein Platz.
Er ist überflüssig.
Weder für Raum noch Zeit nötig.
Gott sei Dank.

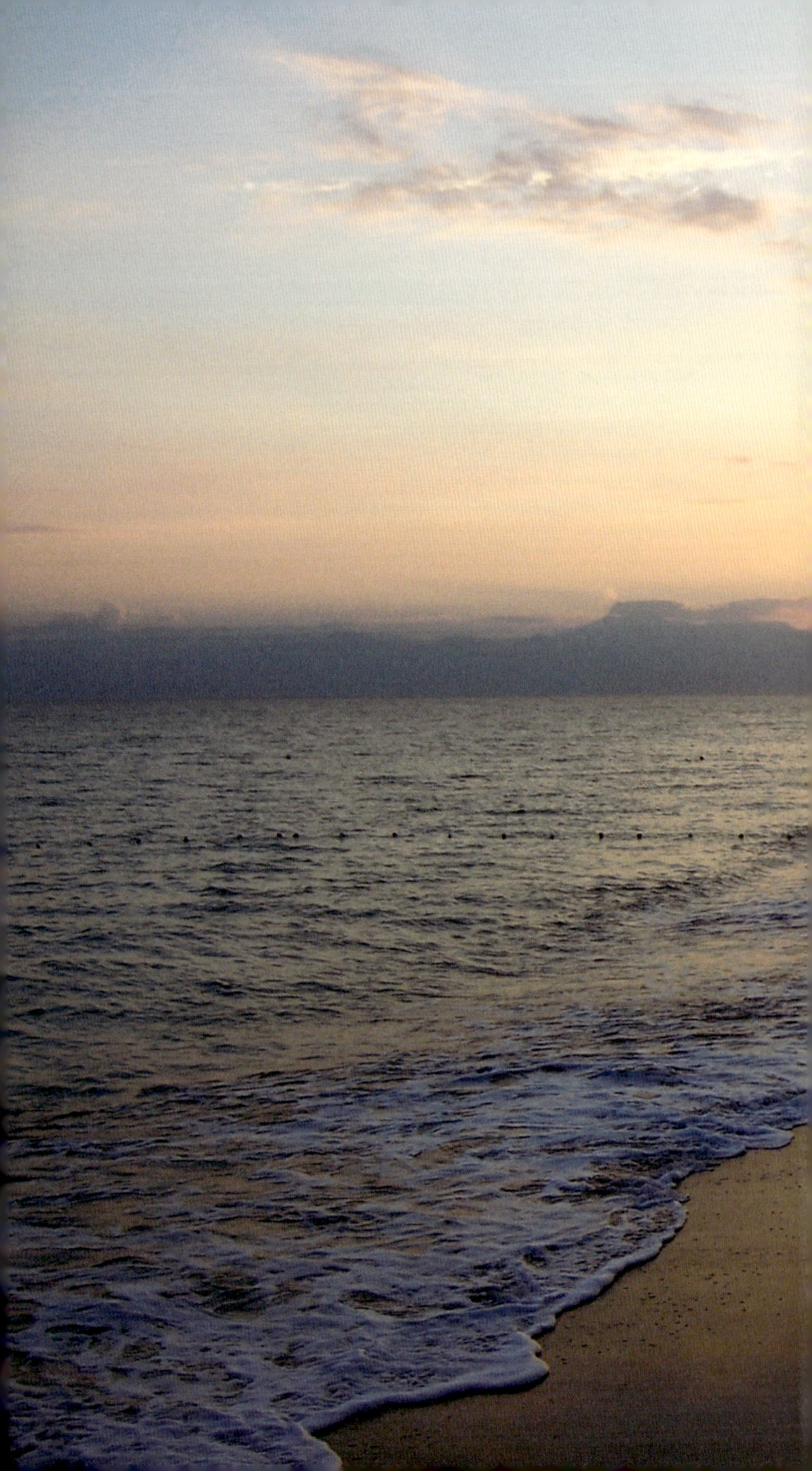

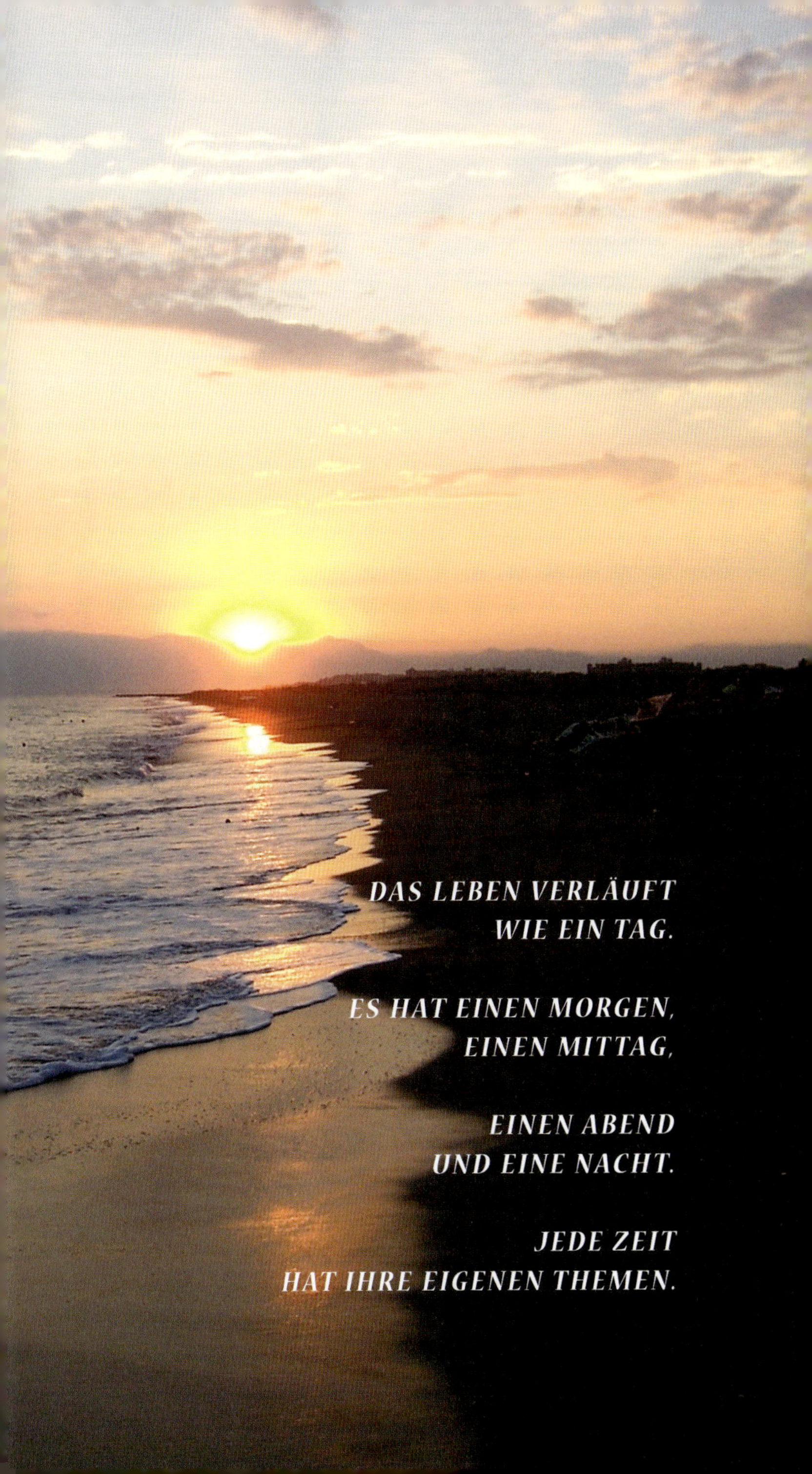
DAS LEBEN VERLÄUFT
WIE EIN TAG.
ES HAT EINEN MORGEN,
EINEN MITTAG,
EINEN ABEND
UND EINE NACHT.
JEDE ZEIT
HAT IHRE EIGENEN THEMEN.

INHALT

VORAB

AM MORGEN

AM MITTAG

AM ABEND

IN DER NACHT

IM MORGENGRAUEN

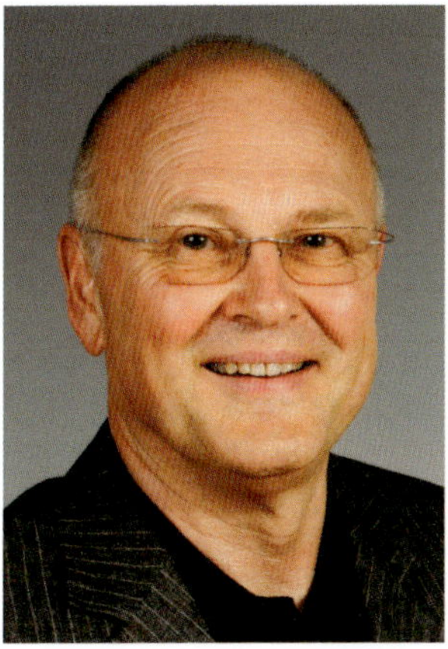

Dr. SIEGFRIED GROSSE, geb. 1949, arbeitet seit 45 Jahren in Beratung, Therapie und Ausbildung (Supervisor/Dozent) und als Coach (Trainer für Stressbewältigungsmanagement und bei Mobbing). Veröffentlichungen als Fach- und Sachbuchautor: „Bettnässen – Möglichkeiten für Beratung und Behandlung" 1980; „Bettnässen – Diagnostik und Therapie" 1986; „Praktische Sauberkeitserziehung" 1992; „Ab morgen mach ich's anders – Gute Vorsätze erfolgreich in die Tat umsetzen" 1996. Sein Aphorismenband „Über Kurz nach Lang. Nur mal ein paar Gedanken" ist 2016 im Verlag edition federleicht erschienen. CD „Schlaf und Ruhe finden" 2014. Daneben Veröffentlichungen in einschlägigen psychologischen Fachzeitschriften und Psychologischen Handbüchern.

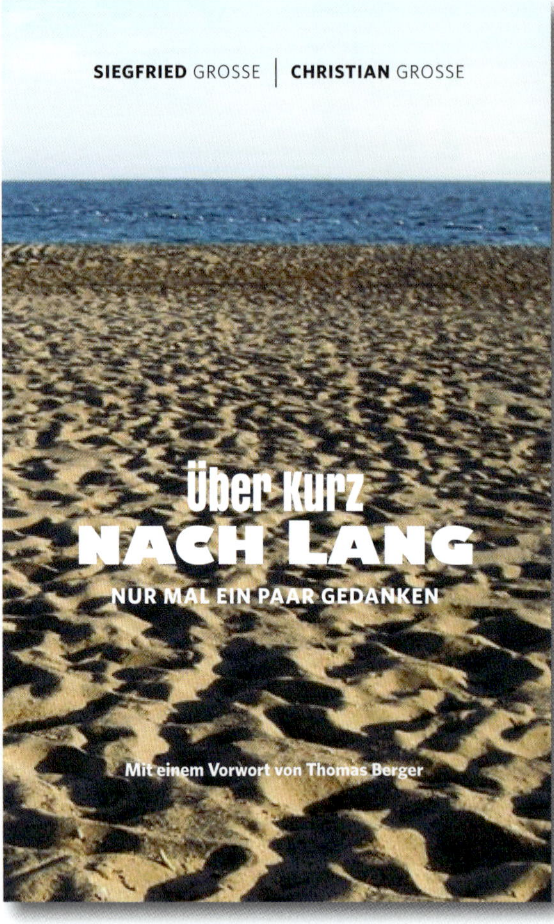

„Dieses Buch ist wie ein guter Freund. Die Aphorismen begleiten einen durch den Tag und erinnern einen stets daran, welche Werte wirklich wichtig sind. Es regt zum Nachdenken über die eigenen festgefahrenen Gedankengänge an und öffnet den Horizont für neue Sichtweisen. Es spendet Trost und ist ebenso mit einem Schuss Ironie versehen."

M. LUH

SIEGFRIED GROSSE und CHRISTIAN GROSSE

ÜBER KURZ NACH LANG

Nur mal ein paar Gedanken

APHORISMEN

edition federleicht, Frankfurt am Main 2016

Softcover, 120 Seiten

ISBN 978-3-946112-16-7

12,80 EUR

Siegfried und Christian Grosse schöpfen aus ihren Lebenserfahrungen und formen diese zu prägnanten und sprachlichen Gebilden. Die Autoren bringen auf den Punkt, was sie beschäftigt und bewegt. In beeindruckender Vielfalt kreisen sie alltägliche und lebenswichtige Situationen und Themen ein, bis sie zu deren jeweiligem Kern gelangt sind.

Das Buch wird durch zahlreiche Bilder bereichert, die beim Lesen der Texte für einen Moment zum Verweilen einladen sollen.